嗨，别担心
你可以
摆脱抑郁

边玉芳 主编

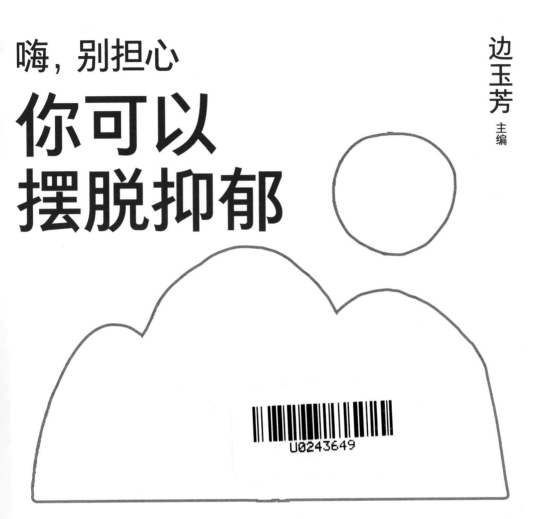

Mitch R. Abblett, Christopher Willard

[美]米奇·阿布利特　[美]克里斯托弗·威拉德 著

边玉芳　蒋柳青 译

CS 湖南教育出版社

·长沙·

图书在版编目（CIP）数据

你可以摆脱抑郁/（美）米奇·阿布利特，（美）克里斯托弗·威拉德著；边玉芳，蒋柳青译.—长沙：湖南教育出版社，2024.4
（嗨，别担心）
ISBN 978-7-5539-9870-1

Ⅰ.①你… Ⅱ.①米… ②克… ③边… ④蒋… Ⅲ.①抑郁症－心理调节－青少年读物 Ⅳ.①R749-64

中国国家版本馆CIP数据核字（2024）第088375号

MINDFULNESS FOR TEEN DEPRESSION: A WORKBOOK FOR IMPROVING YOUR
MOOD BY MITCH R. ABBLETT, PHD, AND CHRISTOPHER WILLARD, PSYD

湖南省版权局著作权合同登记章字：18-2023-277号

NI KEYI BAITUO YIYU
你可以摆脱抑郁

出 版 人：刘新民　　　　　策划编辑：陈慧娜
责任编辑：陈逸昕　　　　　特约编辑：胡　晓
封面设计：凌　瑛
出版发行：湖南教育出版社（长沙市韶山北路443号）
电子邮箱：hnjycbs@sina.com　　网　　址：www.jiaxiaoclass.com
微 信 号：家校共育网　　　　客服电话：0731-85486979
经　　销：全国新华书店
印　　刷：湖南省众鑫印务有限公司
开　　本：710 mm×1000 mm　1/16
印　　张：9　　　　　　　　字　　数：102 000
版　　次：2024年4月第1版　　印　　次：2024年4月第1次印刷
书　　号：ISBN 978-7-5539-9870-1
定　　价：36.00元

译者序

　　青少年是儿童向成人角色转变的关键过渡阶段，个体在这一阶段会经历生理、认知和社会性等多方面的发展，对于个体价值观的形成和人生的塑造具有重要的意义。在影响个体成长与发展的众多因素中，心理因素以其不易觉察的隐蔽性、易于波动的敏感性，以及能够决定所有外部因素作用于个体的最终形式的重要性，成为需要特别关注的重要方面。然而，近几年我国青少年的心理健康状况不甚乐观，引发全社会的广泛关注。据估计，全世界有10%~20%的青少年存在心理健康问题，约50%的心理健康问题在青少年时期加剧，若不及时干预，其影响往往会持续到成年阶段。而《中国国民心理健康发展报告（2021—2022）》显示，约14.8%的青少年存在不同程度的抑郁风险，其中4.0%的青少年属于重度抑郁风险群体；《2022年国民抑郁症蓝皮书》也显示，抑郁症发病群体呈年轻化趋势，18岁以下的抑郁症患者占总人数的30%，50%的抑郁症患者为在校学生。抑郁以外，焦虑、成瘾、学习困难、情绪障碍、品性障碍、自残自伤、虐待及霸凌等个体的内外化问题，也都会造成严重的心理健康问题及相关后果，需要引起教育行政部门、学校、家长及青少年自身的高度重视。

　　这几年，我国政府从国家战略的高度来关注学生身心健康问题。

2023 年 4 月，教育部、国家卫生健康委等十七部门联合印发《全面加强和改进新时代学生心理健康工作专项行动计划（2023—2025 年）》，特别提出要全方位开展心理健康教育，组织编写大中小学生心理健康读本，扎实推进心理健康教育普及。为切实回应党和国家的号召，关注社会需求，我们一直将儿童青少年的心理健康作为研究的重要议题，这次我们很高兴应湖南教育出版社的邀请，翻译这套引进自美国 New Harbinger Publications 公司的青少年心理自助系列图书（Instant Help），向青少年、家长及教育工作者科普相关主题的心理健康知识，以期支持青少年个性、情感、社会适应能力等方面的发展，最终形成健康的自我、丰富的个性和正向的价值观，为全面加强和改进新时代青少年心理健康工作添砖加瓦。

New Harbinger Publications 自创立以来的 40 年间一直是普及心理健康知识、推广积极生活方式、促进个体幸福感提升的重镇。该出版公司致力于邀请经验丰富的从业人士撰写基于实证研究和临床验证的书籍，同时也注重简明扼要、易于操作、切实解决读者面临的真实问题。Instant Help Books 是一家专门为儿童青少年以及家长提供心理类自助手册的出版公司，在行业内处于龙头地位，在 2007 年被 New Harbinger 收购。该品牌已成为认知行为疗法（CBT）"第三次浪潮"的代表，系列书籍使用接受承诺疗法（ACT）、辩证行为疗法（DBT）和正念减压疗法（MBSR），将传统认知行为疗法技术与正念和接受等其他方法相结合，用最先进的理念和手段向青少年传授行之有效的技能，以帮助他们应对来自父母、学校、社会甚至是他们自己的各种困境。截至目前，该系列已出版 50 多本著作，主题涵盖焦虑、抑郁等心理障碍临床表现，离婚、社交媒体等触发情境及因素，自我关怀、自信等自我探索与发展方面，以及正念、行动思维等帮助提升幸福感、保持身心健康的技能与手段等。该系列图书不仅能够帮助青少年应对危机、健康成长，也得到了家长、咨询师、治疗师、学校教师和辅导员的一致好评与推荐，其中多本手册再版，并被译作各种语言销往世界各地。

我们精心挑选了其中的 8 本图书引进到国内出版，涵盖目前我国青少年心理健康需要特别关注的 8 个方面，包括抑郁、焦虑、愤怒等情绪的调节，社交、父母离异等问题的应对，自伤自残现象的处理，自尊与自我价值的确立等。我第一次阅读出版社提供给我的原稿，就特别喜爱，认为对促进我国青少年心理健康是十分有帮助的。

受邀以来，我们遴选多名文字功底好、治学严谨、认真负责的青年教师和研究生承担翻译、校对等工作，最后由我本人对这些翻译稿进行统校。在翻译过程中，我们秉持客观准确反映原作观点的基本原则，致力于提高文本的实用性和可读性，使其真正服务于我国广大青少年，为他们排忧解难；同时，兼顾家长、校长、班主任和辅导员等群体，将本书打造为解决青少年常见心理问题的操作指南。

最后，我要由衷感谢湖南教育出版社以及陈慧娜、姚晶晶、张件元、陈逸昕、胡晓、崔沛源等各位编辑老师，感谢你们的慧眼和信任，让我们有机会翻译这么好的一套书，感谢各位编辑老师事无巨细的翻译指导和高质量编校。同时我要感谢参与本次翻译的各位成员努力与严谨的工作，他们是梁丽婵、刘昊林、蒋柳青、丁振、庄瑞雪、李海燕、黄婉婉、曾毅，正是大家的共同努力才使这么好的一套书能在较短时间内面世。

衷心盼望本书能够成为我国推进青少年心理健康教育的工具书！盼望每一个青少年能以乐观、积极、阳光的心态面对充满希望的人生！

边玉芳

2023 年 12 月 26 日于北京

谨以此书献给我多年来的所有青少年来访者：有些人可能根据你表面上所做或未做的事情来评判你，但你和我都知道，你们远不止于此。

——米奇·阿布利特

　　谨以此书献给所有的年轻人（以及所有爱他们的人）：特别是我曾经的来访者、我的学生，更重要的是，我亲爱的老师。

——克里斯托弗·威拉德

引言

这本书诞生于一家咖啡馆。两位心理学家兼作家坐在一起讨论如何为孩子及其家庭的心理健康做出贡献。这两位心理学家都曾作为治疗师工作多年，接触过各种各样的儿童、青少年及他们的父母，其中许多孩子都在与抑郁症作斗争。两位都对采用正念干预等积极视角来帮助这些人充满热情。

于是，我们决定把这一切都写下来。写着写着，我们意识到，这些章节内容几乎就像我们与青少年来访者交谈和工作的那样：直接、真实、注重技巧，并尽可能富有同情心和善意。此外，我们过去和现在都致力于个人的正念和冥想练习。因此，你们将在本书中看到我们内心最真诚的表达。

基于正念和积极心理学的方法能够有效地帮助人们管理和克服抑郁的困扰，这是我们的临床经验（科学也证明了这一点）。这里所提供的技能都是关于培养你的觉察力，让你更清楚地看到自己和周围的事物，以减少陷入痛苦情绪和自我打击。

本书就是要让你学会打开抑郁所封闭的一切。

现在正是出版这本书的好时机。请看以下统计数据：

◆ 2014 年，研究人员发现，在青少年时期曾临床上表现出抑郁症状的年轻人更容易陷入思维反刍，也就是他们会一遍又一遍地产生抑郁的想法。

◆ 2014 年发表的一项研究表明，更多青春期女孩感到有压力的同伴交往可能会导致更多的思维反刍和更大的抑郁风险。

◆大约 11% 的青少年在 18 岁之前患有抑郁症。这意味着每个班级和每个足球队都有两三个孩子患抑郁症，可能仅在你们学校就有几十个（甚至上百个）。

◆根据世界卫生组织的数据，重度抑郁症是造成 15～44 岁美国人残疾的主要原因。

从积极的方面来看，我们还可以看到以下几点：

◆ 2013 年，基于对约 400 名青少年学生进行的一项研究，发现正念练习显著减少了青少年的抑郁症状，并且在 6 个月的随访中依然保持这种情况。

◆一个科学小组的研究表明，光是期望自己能对某事感到快乐，就已经会导致大脑中的神经化学物质发生变化，从而立即让你变得更快乐。

◆新的研究表明，运动不仅可以帮助人们控制现有的抑郁情绪，还可能有助于预防未来抑郁症对大脑的影响。

所以，是时候拿起这本书了。对于青少年来说，抑郁症太常见了。而学习和应用正念（我们很快就会为你解释这一概念）等积极的方法来帮助解决生活中的许多问题，甚至是摆脱抑郁症的阴霾，也会变得越来越普遍。

如何使用这本书？

虽然我们把这本书设计成了工作手册，但我们希望它不会让人觉得这是一项工作。我们希望它内容丰富，对你有所帮助，甚至充满乐趣。我们的目标是让你与这些内容互动，并学到不仅对你有用，而且你可以用于实践的技能。

有一点是肯定的——只有你愿意投入，你才能从这本书中得到收获。试一试书中的练习、活动和策略是非常重要的，即使有些练习、活动和策略让你感觉乏味或费力，我们也鼓励你去尝试。这不是一本被动阅读的书，它需要你的关注和积极努力。书中提供了各种活动、冥想和问题供你思考。我们建议你在每项活动中暂停一下，深思熟虑后再继续。你不必把所有内容都写在所提供的空白处，但至少要花一些时间在内心中进行反思。

我们建议你按顺序来阅读（因为所有的内容都是相辅相成的），但你也可以尝试不同章节中的各种内容。我们鼓励你反复练习对你有用的技能，哪怕只是小小的用处。在每一章的结尾，你都会看到一个题为"沉沦还是进取？"的本章小结，这是你在接下来的日子里将在该章中学到的技能付诸行动的机会。这是你决定哪种方式更胜一筹的机会——是情绪低落，觉得自己被生活抛弃，还是使用我们建议的技巧来提升情绪，融入日常生活。

本书会如何帮助你？

我们生活在一个充满各种选择的世界里，包括如何应对抑郁症。电视广告可能会推荐某种药物，你的父母可能会告诉你要多睡觉，你的朋友可能会建议你练瑜伽——这些都是在你与专业人士交谈之前！你可能会觉得自己对抑郁症有了一些了解，但仍然不知道该怎么办。

本书将帮助你梳理这些选择，找到最适合你摆脱抑郁症的方法，我们建议你在他人的帮助和支持下找出最适合你的方法。反馈和积极的支持有助于培养一项新的技能，对于控制抑郁也至关重要。因此，请主动与自己感到有安全感的人分享你的活动体验与反应：可以是心理医生或咨询师（如果有的话），也可以是父母、老师、值得信赖的朋友，甚至是团体。仅这一个决定就会产生巨大的影响。

我们认为有一点很重要：无论你做什么，都要坚持一段时间！

目录

Contents

CHAPTER 1

重新认识抑郁症

除了你自己，没有什么能带给你平静。

——拉尔夫·沃尔多·爱默生

　　没有任何一本书或任何一位心理治疗师能够真正准确地说清楚抑郁症的全貌，更不可能轻描淡写地说出来，抑郁症真的很糟糕。

　　当你抑郁的时候，一切事物——包括宇宙、未来和你自己看起来可能都会有些黯淡且毫无希望。也许从外面看起来抑郁的世界一片黑暗，但在这本书中，以及在你的生活中，你是自己的英雄。作为本书作者，我们将抑郁症视为你要面对的一种困难，我们也会在这里帮助你重新书写自己的人生故事。在本章中，我们将提供更多信息帮助你了解什么是抑郁症，以及它会给你带来怎样的感觉。

　　在我们深入探讨抑郁症和正念的定义之前，以及在你开始学习和练习新技能之前，我们想让你做一个简短的可视化活动。

【试一试】可视化

在一个不会被打扰的地方静坐几分钟。想象一下在一个美好的日子里，你正在森林里徒步旅行。你的背上背着一个大包，那里空气清新，周围的枝叶在微风中摇曳，鸟儿在歌唱。你为这次的野外徒步感到很开心。

你忙着欣赏风景，却没注意到前方有一个巨大的天坑，你一下子就踩空掉了下去。还没来得及做什么，你就已经滚到了底部，平躺在地上。你没有受伤，但有点吓到了。这个坑非常深，而且两边非常陡峭。你疯狂地尝试自救，但根本爬不出去。你大声呼喊求救，但你身处荒郊野外，可能要好几天才会有人来。

你该怎么做才能逃出这个坑呢？你打开背包找到一把小铲子。这是你唯一的工具，于是你开始挖地上的土。挖着挖着，你越挖越沮丧，越挖越心烦。但你只有这把铲子，所以只能继续挖。

你所在的坑到底怎么了？如果你继续挖，坑只会越挖越大，越挖越深，你为什么还要继续用铲子呢？

事情是这样的——当人抑郁的时候，会感觉自己就在这样的一个深坑里面。你会觉得自己被抑郁症困住了。尽管不是你的过错，你掉进了抑郁的深渊，你也一直在尽你所能，用你现有的工具挖到出口。（我们坚信这一点！）你一直在使用不同的"铲子"（也许是利用自己的情绪来吸引其他人的注意，或者躺在床上，或是吃得太多或太少，或是回避某些情况），无论这些"工具"是什么，你在试着使用这些"工具"来"营救"自己，减轻抑郁对自己的影响。

在下面的空白处，写下你曾经尝试过摆脱困境的"工具"，即使这些工具也许没能让你走出深渊。

下面是一些问题：这些你一直使用的"工具"有效吗？是让你越陷越深，还是能帮你走出困境？如果都没效，你是否愿意学习使用一些新的工具？你是否愿意尝试以全新的方式走出深渊？如果愿意，请继续阅读。

思维警长

抑郁症是被我们称之为"思维警长"这个失控的内心批评家造成的，"思维警长"还能让抑郁症变得更加严重。为了简单（也因为我们两个作者都是男性，都倾向于这样去想象自己内心的"警长"），我们把心里的警长称作"他"，如果"她"对你更适合，你也可以这样去想象你内心的警长。

警长是你思想的一个方面——你的想法和心理图像，他会在你耳边低声批评和否定你。他试图让你的世界变得狭小，这样你就不会感到力不从心，也不会觉得自己是个失败者。但是，当他试图通过与世界其他部分保持距离以此来保护你时，他就像一个严厉且过度保护的父母，也会让你孤立无援，自我价值感降低，犹豫不决，不愿采取行动做出改变。

他技巧高超，经验丰富。当他出现在你面前，发出消极、批评和阴郁的声音时，会让你的抑郁更加严重，而他非常自信地认为自己是对的。他还认为自己很聪明，但他花了太多时间在自己的世界里计划和控制一切，以至于他的世界观狭隘且扭曲。

我们每个人心中都有一个警长，一个内心批判者。只是当我们经历抑郁时，这位批评家就会因为成功地控制事情而得到了提升。他的声音更响亮、更坚定、更可信。这并不意味着你崩溃了或疯了，也不代表这位思维警长是邪恶的，需要被打败。无论你是否相信，他是想帮助你，只是他感到困惑，误导了你。他被困在用深色眼镜看世界的视角中，处处都看到危险，并试图通过让你不去改变任何事情来保护你。这在短期内可能有效，但问题在于，从长期来看，他会让事情变得更糟。我们希望能帮助你与他合作，在本书结束时将他变为一个能支持你的盟友。

对每个人来说，思维警长在外表和声音上会有些不同。有时他的声音会与你生活中的一些人，例如家人、老师、同龄人或媒体的声音相呼应。

如果让你描述一下你的思维警长的外表和声音，你会怎么说？虽然这可能看起来有点傻，但开始练习将抑郁的想法、情绪和行为与你内心的真实自我分开，迈出这一步对你朝着美好生活前进、实现人生目标是非常有帮助的。

● 谁是你的思维警长？

_____

_____

● 你的思维警长是什么样子？

_____

_____

● 思维警长对你用什么样的语气说话？

_____

_____

● 他的声音是否与你在生活中听到的其他声音相类似？

_____

_____

● 他对你说了什么？

_____

_____

● 关于你身边的人，他说了什么？

_____

● 关于这个世界，他说了什么？

_____

_____

● 关于你的未来，他又说了什么？

_____

_____

什么是抑郁症？

抑郁症通常被认为是一种疾病，或是人们经历的一种状态。我们相信，并且研究已经证实：抑郁症不是你"患有"的东西，而是有时你在生理、心理、情感、社交及行为等方面经历的一种状态。它不是你一直或是将会成为的状态，就像你不会永远是一名青少年、一名学生，或是与父母同住的孩子。

思维警长戴着一副深色眼镜，因此，他看到的一切都是黑暗、模糊和扭曲的。抑郁症也是如此，问题不在于你，而在于"深色眼镜"给世界、给你和他人蒙上了一层阴暗、单调和消极的滤镜。

我们并不是说抑郁症带来的痛苦不真实——它绝对真实存在。只是，如果你能找到方法取下让一切人看起来沮丧的眼镜，你就能更好地管理和克服抑郁。本书的一个主要目标是为你提供直面和管理抑郁的新技能，让你区分什么是抑郁的视角，什么是你生活的真实状态。

抑郁症的诊断

我们偶尔会感到情绪低落，尤其是在经历悲伤、创伤或有压力的事情时。但是，如果我们持续感到情绪低落，或出现大量如下症状超过几个星期，就可能意味着患有抑郁症。

以下是抑郁症的临床症状。如果你出现其中一些症状超过几周，甚至更久，请向你的医生、心理治疗师或其他值得信赖的成年人咨询。有些症状可能并非由抑郁引起，因此，在你和其他人判断自己患有抑郁症之前，咨询专业医生并进行身体检查非常有必要。

请阅读这份清单，写下你对每组症状的看法。你可能对其中许多症状没有太多要说的，但可能对其中一些症状有很多话想说。

身体和生理症状

- 疼痛、痉挛和消化问题，并且对常规治疗无效
  你最近是否发现身体不适或类似的身体问题变多了？
- 感觉疲惫不堪或精力大不如从前
  做事情是否比之前更费力？你是否感到疲倦或迟钝？

● 暴饮暴食或食欲不振导致体重增减超过 5%

你是否发现自己在应对问题时会无意识地大量进食？或完全失去食欲？

● 失眠、睡眠紊乱或睡眠过多

你是否睡眠过多或不足（不仅仅因为作业或熬夜玩手机或玩游戏）？你是否更难入睡或难以保持深度睡眠？

● 心理运动变化

你是否比平时更加焦躁不安？或者是否发现自己的行动比平时缓慢？其他人有没有注意到你这些变化？

心理症状

● 无端感到内疚，觉得自己是个坏人

你是否因为一些无关紧要的事情感到不必要的内疚？你的自尊和自我价值感是否受到打击？

● 感到绝望或悲观

你是否觉得一切都毫无意义或绝望？你是否很难看到事情的积极面，或者注意到很多事情看起来都很消极？你是否感觉自己的生活状态变得更糟了？

● 感到悲伤、空虚、抑郁或焦虑

你是否更容易感到悲伤？你是否感到内心空虚、空洞或麻木？你是否经常哭泣，却不知道为什么？

- 死亡念头、自杀念头、自杀企图

你最近是否比平常更容易想到自杀或死亡？

_____

_____

社交和行为症状

- 对平时喜欢的活动和爱好失去兴趣

你平时喜欢的人或事（比如朋友、活动、电视节目等）是否不再像以前那样吸引你了？

- 易怒，焦躁不安

遇到一些小事情是否比平时更容易让你感到烦躁？你是否更容易感到无聊？

_____

_____

你觉得这些症状熟悉吗？哪些症状最让你印象深刻？有哪些让你感到意外？

_____

_____

你并不孤单

也许你会问：为什么是我？实际上，问问自己为什么不会是我，可能会更有帮助。因为大约每四个人中就有一个人会在一生的某个阶段经历情绪障碍，所以我们认为在年轻时学会管理抑郁对你更好，因为这是一项终身所需的技能。

你有没有想过，你与曾经的美国总统、布兰妮·斯皮尔曼、碧昂斯和登月第二人巴兹·奥尔德林会有什么共同之处？其他的不好说，但你们都曾经经历过抑郁困扰。

世界上有成千上万的成功人士都曾经经历过抑郁，他们从抑郁中走出，变得更加坚强，并取得了令人难以置信的成就。以下是根据采访和历史研究整理出来的部分与自己的"思维警长"搏斗过的人员名单：

● 艺术家亨利·马蒂斯、杰克逊·波洛克和马克·罗斯科

● 作家史蒂芬·金和J.K.罗琳

● 获奖演员克里斯蒂安·贝尔、金·凯瑞、哈里森·福特、安吉丽娜·朱莉和格温妮丝·帕特洛

● 获奖音乐家珍妮·杰克逊和安东尼·基迪斯

● 亿万富翁泰德·特纳

● 古典作曲家沃尔夫冈·莫扎特和路德维希·凡·贝多芬

● 物理学家艾萨克·牛顿爵士

● 美国职业篮球运动员德隆特·韦斯特和杰瑞·韦斯特

● 说唱歌手安德烈3000、埃米纳姆和肯德里克·拉马尔

● 脱口秀主持人和喜剧演员艾伦·德詹尼丝和罗茜·奥唐纳

●美国总统亚伯拉罕·林肯、约翰·亚当斯和卡尔文·柯立芝

记住，这只是一部分知名成功人士的名单。想象一下你学校里的其他人——可能有几十个甚至上百个孩子，就在你的学校、夏令营和你的团队里。如果你有兴趣，只需在搜索引擎中输入"抑郁症运动员"（或"抑郁症音乐家""抑郁症企业家"），看看会有哪些人出现。我们几乎可以保证你会找到一个经历过抑郁的名人。

"思维警长"喜欢告诉你，你是孤独的，抑郁症会让你无法过上充实的生活。我们想告诉你，不是这样的！好消息是抑郁症是可以治疗的，绝大多数抑郁症患者都可以好起来！

生物—心理—社会模型

希望本节内容能帮助你理解，抑郁症的"原因"没法简单地归结于"基因遗传""化学荷尔蒙失衡""我和我的家人经历了很多苦难"等。所有这些可能都是事实，也可能是诱因。但归根结底，这本书不是要告诉你为什么会抑郁，而是要告诉你每天该怎么做才能让自己感觉好一些。

研究明确指出，一些抑郁症可能存在生物方面的诱因，比如遗传或医学问题，但研究也清楚地表明，抑郁并不是遗传了几条糟糕的 DNA 链那么简单。

过去，人们对导致强烈负面情绪的原因有各种各样的看法，从"恶魔"到星象的排列。最近，关于情绪是完全基于生物因素还是基于童年

经历的争论愈演愈烈。如今，专家们认为我们的情绪问题根源于他们所称的生物—心理—社会模型。这个听起来很高级的术语意味着遗传（生物）是一个因素，但我们还要考虑到人们的思想和情绪（心理），以及他们的社会关系和情境（行为）。我们思考这些因素如何相互作用，从而导致抑郁症。但正如生物学、思维模式和社会经历等因素会导致你抑郁，它们也可以促进你的康复。

我们遵循这个模型设计了这本书。因为科学发现，与你的身体、思想、人际关系和行为一起打交道最有可能出现最大化的康复效果。我们在每一章节中都包含一部分，帮助你和你的支持团队设计一种生活方式，在每一部分里都给你提供清晰有效的工具。当思维警长想让你放弃时，这些工具能帮助你向前迈进。

抑郁症的多种表现形式

抑郁症并不是简单的一直哭泣或感到悲伤。事实上，对于青少年来说，抑郁症可能呈现出不同的表现。除了悲伤之外，抑郁症还有很多症状。在大多数情况下，这些症状表现为退缩和对生活失去兴趣。

人们通常分辨不出抑郁症，因为它并不像电视上展示的那样，也不像社会中其他人描述的那样。因此，我们列出了一些我们听到的儿童和成年人描述抑郁症的词语。请仔细阅读，并圈出你认同的词语。

身体层面

焦躁	空洞	荒凉
萎靡不振	持续喉咙肿痛	昏昏欲睡
压垮	了无生气	内心死寂
无精打采	虚弱	麻木
颓废	压抑	沉闷
搁浅	空虚	困顿
筋疲力尽	被困住	疲惫不堪
茫然	感到被水淹没	无力
沉重		

心理层面

心不在焉	无趣	感觉所有人都讨厌我
随波逐流	疏离	孤独寂寞
漫无目的	单调乏味	不知所措
形单影只	没有情绪波动	无意义感
痛苦不堪	无尽的黑暗	忧郁忧伤
冷漠	迷雾重重	愁云惨淡
羞愧	沮丧	恍恍惚惚
失落	徒劳无功	感到被孤立
苦涩	没由来的悲伤	举步维艰

内心空空	罪恶	漫无目的
无聊	困惑	没有方向
破碎	无助	懊悔不已
愁容满面	无望	自我憎恨
有失败感	陷入黑洞	厌恶自己
有缺陷感	焦躁不安	不满足
有荒凉感	易怒	不踏实
没有感情	缺乏活力	不被爱
自我隔离	平淡无奇	不被需要
有游离感	行尸走肉一般	

这不是考试，你可能不完全理解这个清单上的有些词语或短语，也无法与它们产生共鸣。坏消息是，这些词语听起来都很痛苦，与它们如影随形一定会更痛苦。好消息是，无论你在清单上圈出来哪个词，你都并不孤单。事实上，其他人——包括我们认识的人，也都曾有过这样糟糕的感受，但后来都变好了。

● 上面哪些词让你印象最深刻？

　　＿＿＿＿＿＿＿＿＿＿＿＿＿＿＿＿＿＿＿＿＿＿＿＿＿＿＿＿＿

　　＿＿＿＿＿＿＿＿＿＿＿＿＿＿＿＿＿＿＿＿＿＿＿＿＿＿＿＿＿

● 有没有不在上述清单中，但你想加入的词语？

　　＿＿＿＿＿＿＿＿＿＿＿＿＿＿＿＿＿＿＿＿＿＿＿＿＿＿＿＿＿

● 你圈起来的词语和短语是否有规律可循？如果有，是什么？

_____

_____

● 你觉得和谁分享这份清单比较安全？如果想不到任何人，
请不要担心，我们会在第 5 章帮你解决这个问题。

_____

_____

伪装的抑郁症

抑郁症有自我伪装的倾向，它在表面上看起来无迹可寻。事实上，它甚至也可以在内心隐匿。以下是三个年轻人的故事，他们可能在外表上看起来并没有明显的抑郁症症状，甚至都没有意识到自己患有抑郁症。

卡拉看起来拥有一切。每个人都知道她是受欢迎的漂亮女孩、是曲棍球校队的一员、是荣誉榜上的佼佼者。她在学校里表现出色，在网上社交也轻松自如，但在心理治疗师的办公室里她卸下了身上的"铠甲"——尽管她似乎一切都掌控得很好,但她感觉自己快要崩溃了。她给自己施加的压力让她陷入了更深的抑郁之中。

她不会在公共场合哭泣,只在心理咨询过程中哭过两次。其中一次还是因为祖母去世。她几乎没有食欲,大部分时间都伴随着胃部不适。即使她在规定时间内完成了家庭作业,也难以入睡,并且总在没有完全休息好就早早醒来。她总是提心吊胆,外表看起来一切都很美好,但她内心却觉得自己不配拥有着这一切的成功。

卡拉出现了食欲不振、胃痛和睡眠困难等身体症状。她还经常感到焦躁不安,对生活的态度也越来越悲观。卡拉并没有自我孤立或出现其他外显的抑郁信号,但根据现有的这些症状,卡拉确实患上了抑郁症。

● 你是否对卡拉的故事或她的症状表现有共鸣?如果有的话,是哪些方面?

———————————————————————————

———————————————————————————

卢卡斯总是感到焦躁不安、易怒和不满。和很多同龄人一样,他的抑郁症并不表现为悲伤,而是体现在对学校的一切都不感兴趣,进而转化为对自己的沮丧,再反过来发泄到周围的人身上。在下半个学期,他的体重增加了大约 7 公斤,这让他对自己感觉更糟糕。他开始更多地待在家里过周末,睡到中午,然后在床上躺一天。

他母亲带他来接受治疗是为了帮助他完成学业，而不是治疗抑郁症。卢卡斯没有发挥出自己的潜能——至少他的老师和家人是这样认为的。他告诉心理治疗师，他在学校的情况不如以前好，注意力更难集中，而且他经常忘记知识的细节。他的曲棍球教练告诉他，他失去了斗志，而且他打球确实感觉比之前更笨拙了。卢卡斯以前也很喜欢科学，但今年情况发生了变化，他变得不那么热爱科学，即使科学老师还是去年他喜欢的同一个老师。

卢卡斯出现了注意力不集中、对喜欢的科目不感兴趣等症状。他脾气暴躁、体重增加、协调能力下降、和朋友疏远。尽管卢卡斯从未感到悲伤，但他的症状完全符合抑郁症的诊断标准。

● 你是否对卢卡斯的故事或他的症状表现有共鸣？如果有的话，是哪些方面？

_____

_____

凡妮莎是高中的名人。如果要评选年级里的"超级人物"，她可能会被选为班级小丑——她总是第一个在课堂上不合时宜地突然发表看似愚蠢的评论。但她对于惹麻烦似乎从不感到困扰。她经常上课迟到或在走廊上闲逛，如果上课时有人在走廊上大声喧哗，那肯定是凡妮莎。

尽管每个人都知道凡妮莎是谁，但似乎没有人对她有过多的了解。

她是个大嗓门，但也是个独来独往的人。她从未参加俱乐部、体育运动或校外的任何社交聚会。

别人不知道的是，她一直在与自杀的念头和冲动作斗争，她用抓挠和割伤自己来控制悲伤和孤独的情绪，睡眠时间也比同龄人要多得多。

当同学们开始发布关于她明显不实的恶意谣言时，她的父母和学校管理人员介入了此事。之后，凡妮莎有一段时间没有去上学。

凡妮莎也许显得有些傻，经常像个小丑一样，但她的笑容掩盖了她的抑郁症。尽管她在公共场合没有表现出悲伤的样子，但学校里的人并不清楚她的家人以及专业治疗人员了解到的情况。

● 你是否对凡妮莎的故事或她的症状表现有共鸣？如果有的话，是哪些方面？

_____

_____

憧憬一个没有抑郁症的世界

当我们深陷抑郁时，很难看清局外的情况，也很难回忆起不抑郁时的生活是什么样子。"思维警长"只向我们展示最糟糕的情况，并倾向于隐藏生活的其他视角。在情绪低落的时候，试着去想想消极情绪的反面可能会有所帮助。问问自己以下问题，并记录下你想到的任何答案。

● 假如你没有抑郁，或者你不那么抑郁了，你会有什么感受？

_____

_____

● 假如你没有抑郁，或者你不那么抑郁了，你会如何看待未来？

_____

_____

● 在那个未来里，你认为会发生什么？你会拥有什么，会做什么，会和谁一起做这些事情？

_____

_____

● 设想当你不再抑郁时，你会如何看待这个世界和其他人？

_____

_____

关于自杀和自残

有时候，情况会变得非常糟糕，就像凡妮莎一样，很多人会想到伤害自己，甚至自杀，对生命毫不在意。如果你曾有过这种感觉，那请你一定要去向信任的成年人倾诉。如第5章一样，你可以写出一份名单，列出你在困难时可以倾诉的支持者。

因为这是一本书，而不是实际的互动，所以我们无法在你最抑郁或是你伤害自己的时候陪伴你。即使你觉得交谈毫无意义，也不管"思维警长"会告诉你什么，与人交谈都是极其重要的。任何这些反应都是正常的，都是抑郁症的一部分。但如果你想伤害自己或结束自己的生命，那么你必须与成年人谈谈，因为他们能真正帮助你并保证你的安全。

因此，我们希望你现在就做出承诺，与你的治疗师讨论制订一份"安全协议"或"安全合同"。这份协议将由你、你的心理治疗师或是你生活中的重要家人一同签订，内容是承诺在事情变得特别危险的时候，会通过寻求帮助来确保自己的安全。虽然"思维警长"可能会嘲笑这个想法，但当你摆脱了抑郁，你就会庆幸自己这么做了。

关于药物治疗

对于一些人来说，除了本自助手册中的练习和与治疗师交谈之外，抑郁症的治疗可能还需要借助一些药物。药物治疗并不能解决所有问题，但它可能会帮助你在心理治疗中发挥更好的作用，而且它能给你力量去做这本书中的练习或进行艰难的谈话治疗。药物治疗并不适合所有人，但可能对你有帮助。你、你的家人以及你的心理治疗师、医生或护士可以共同决定哪种方法最适合治疗你的抑郁症。

如果你正在服药，有几件重要的事情需要考虑。向处方医生咨询药物的副作用，并确保如果出现副作用，一定要让家长知道。关于药物治疗，有一点需要记住，那就是药物治疗并不总是立竿见影的，有时候只是会比其他时候让你感觉略好一些。药物通常需要几周的时间才能起效，而且需要更长的时候才能发挥最佳作用。

重要的是一定要按照医嘱按时按量服药，即使开始感觉好转了也不要自行更改或减少任何剂量。

"思维警长"的最佳台词和最烂谎言

"思维警长"很可能会给你带来错误的观念。下面的观点是"思维警长"想让你相信的关于你自己和抑郁症的事情。有没有听起来耳熟的？

- 抑郁症是我的错。
- 抑郁症是别人的错。
- 抑郁症会让我无法拥有美好的生活（过我想要的生活）。
- 抑郁症意味着我不会再好了。
- 抑郁症意味着我永远需要依靠药物或治疗。
- 抑郁症意味着我是个精神病孩子（或需要接受特殊教育和治疗的孩子）。
- 抑郁症意味着我永远达不到要求。
- 抑郁症意味着我的父母会把我当作幼儿来对待。

"思维警长"的这些台词看似准确，但请与其他人或是你自己的真实经历核对一下，看看它们是否真的像听起来那样真实。

了解不同的情绪失调症

抑郁症有多种表现形式，既可以单独存在，也可以作为其他问题的一部分出现。作为心理学研究者，我们参加了无数讲座，阅读了无数书籍，以理解人们所面临的各种心理问题。我们总结了关于抑郁症的这些研究，以下是你需要了解的一些事实：

- 并非所有的情绪障碍和抑郁症都是一样的。
- 有些人对某些疗法的反应会比其他疗法更好。
- 由于抑郁症症状繁多，而且每个人都是独一无二的，因此，抑郁症对不同的人来说可能会有不同的表现（和感觉）。
- 你并不孤单。在十八岁之前，超过十分之一的青少年会经历抑郁症，而且在一生中有四分之一的人会在某个时期患上抑郁症。

以下是一些抑郁症相关的症状的简短描述，这些症状通常会影响到你和其他的一些青少年。

重度抑郁症：对于重度抑郁症的人来说，低落的情绪会影响到很多方面，包括注意力，对自己、他人和未来的感觉，以及人际关系和社交活动。重度抑郁不仅仅是"情绪低落"或"忧郁"，它需要专业人士进行诊断和治疗。当病情严重时，存在自残或自杀的风险。药物治疗和谈话治疗都是有效的方法，生活方式的改变也很重要，尤其是将这些方法结合在一起。本书中的正念和其他练习已经被证实对重度抑郁症有效。

抑郁症：也指轻度慢性抑郁症。它是一种比重度抑郁症强度更轻，但持续时间更长的抑郁表现，症状虽然不算严重，但仍会影响日常生活。对于青少年来说，明显的易怒往往是一个外显的症状。当然，青少年的情绪波动本就相对较大，所以还需要请专业人士进行诊断。

躁郁症：躁郁症患者会在一段时间内经历情绪的剧烈波动，从抑郁的情绪低落期到危险性极高的情绪高涨期。在情绪高涨时，他们可能会比一般的青少年承担更多不必要的风险，日常生活被打乱，以至于在学校或人际关系中很难正常运作。这些都不是普通的情绪波动，需要由了解患者的专业人士进行诊断。

这些情绪障碍之间的主要区别在于情绪变化的方式、变化的强度以及变化持续的时间。我们每天都会经历情绪的变化，但对于被诊断出患有这些情绪障碍的人来说，他们情绪变化的方式和强度会影响到学业和人际关系。而且，这些障碍必须由心理健康专业人员进行诊断，而不是自己、父母、朋友或老师来评价。还有一些其他因素可能也会影响情绪，如激素、季节变化、药物、睡眠和营养，及一些生理或心理疾病，因此，在进行心理咨询之前，做个身体检查也是必不可少的。

转变你的视角

暂时合上这本书，看看封面上的"抑郁"这个词，眼睛聚焦到这个词上面，认真地看着它。当"抑郁"像这样出现在你面前时，你还能在多大程度上看清这个世界？

现在慢慢地把手移开，这样你可以看到字和封面，然后再往后移，这样你就能看到整个房间，而文字只是你视野中的一小部分。

这正如我们想要改变你与抑郁症关系——不是假装它不存在，而是让它变小，让你自己变大，这样它就不会挡住你看到一切，尤其是当它挡住了你实际进展顺利的事情时。

与其告诉自己你很抑郁，不如试着转变成更有想法的态度。试着对自己说"我有抑郁的想法"或者甚至是"抑郁来了"。相比于说你很抑郁，这样的说法听起来如何？这种态度在你与你的想法之间创造了一点空间，以便让选择和可能性发生。

你也可以想象，当"思维警长"告诉我：世界是个可怕的地方，我很糟糕，一切都不会顺利时，你做出转变，你对"思维警长"关于抑郁的消极想法又有什么不同的感受？它们是像往常一样强烈，还是有所缓解？

"思维警长"希望你独自一人，与身体和心灵隔绝，戴上负面情绪的墨镜来看待自己、世界和未来。他这样做是因为他想让你的世界变得狭小而安全。他会通过你身体的感觉和生理反应、你的思想和心理图像，以及你在与他人互动时的作为（和不作为），来告诉你所有他消极的、批评性的想法。这就是为什么生物—心理—社会的方法很重要，它可以找到"思维警长"对你产生不良影响的所有方面，并帮助扭转局面。

在这本书中，你将学会如何运用正念——"思维警长"的反面来帮助你看清事物，与他人建立联系，将你的身体和心灵联结成一个整体，并追求当下对你来说最重要的东西。

"思维警长"玩的是安全游戏，将你困在痛苦之中。正念和积极心理学有时可能会让你觉得有风险，但当你敞开心扉时，痛苦往往会消退。你觉得哪种方法更可行？

发掘积极因素

我们希望以一个积极的态度结束这个令人沮丧的抑郁症篇章。本书的一个重要部分是积极心理学，即我们的优点和所谓的缺点同样重要。

你将在第 4 章中更深入地了解你的优势。现在，想象一下，你在头脑风暴一本关于你人生的书，这本书是在许多年后写的，回顾是什么让你渡过难关，让你变得更加强大。在想象的时候，考虑以下这些问题。

● 你最大的优点是什么？

_____

_____

● 你克服了哪些困难？

_____

_____

● 是什么帮助你渡过之前的难关？

_____

_____

● 别人最钦佩你的一点是什么？

_____

_____

● 你会对陷入困境的朋友或兄弟姐妹说些什么？

_____

_____

● 挑选至少一位战胜逆境的榜样，你为什么会钦佩这位榜样？

_____

_____

● 有哪些积极的事件塑造了现在的你？请至少写出其中最重
要的一个。

_____

_____

● 在生活中，有哪些人是你可以依靠的，曾经或正持续对你产
生积极影响？（想一想你的老师、朋友、同学、教练、家人、
咨询师等）

_____

_____

● 有哪些励志名言、诗歌或歌曲曾经鼓舞你渡过了难关？你会将它们记在笔记本上或设为你的签名吗？

_____

_____

记住，这是你的生活，你的故事。无论"思维警长"告诉你什么，都不要在写这个故事时忽略你为照顾自己所付出的一切努力。

沉沦还是进取？

在这一章节中，我们提供了一些关于抑郁的基本概念，并探讨了它在不同人身上的一些表现方式。当你读完本章时，你可能仍然会听到"思维警长"发号施令并表达怀疑。如果没有，那很好；如果有，也不用担心，在接下来的章节中，你将学会如何管理他。

● 抑郁是如何影响你的情绪，让你对日常生活失去兴趣的？从这一章中你学到了什么？

_____

_____

这一章提到的哪些具体策略或想法可能有助于提升你的情绪，让你更积极地参与社交与活动？

_____

_____

你愿意在接下来的 24 小时内使用哪一项策略、想法或工具呢？在这里写下来，并承诺去试试看。

_____

_____

CHAPTER 2

近看正念与积极心理学

生活过得很快，如果你不偶尔停下来看看周围，就可能错过它。

—— 费里斯·布勒

如今，"正念"一词似乎无处不在。你甚至可能在拿起这本书之前就已经听说过它。虽然你可能对"正念"有所了解（或你可能已经体验过了），但如果我们在本章开头给你一个清晰的定义，你将会从本书中获益良多。

"积极心理学"对你来说可能没那么熟悉。我们想说的是它远不止是用来寻找一线希望，也不是用来满足不切实际的幻想。我们将在本章的第 2 部分看到，积极心理学是关乎个人健康和幸福的一些务实的、可操作的、科学的练习。

正念和积极心理学都能帮助你控制抑郁。正念可以帮助你管理注意力，积极心理学则为你提供塑造人生观和行动的具体工具。本章将带你了解怎样将这两种方法结合在一起，使它们成为对抗抑郁的强大利器。

正念是什么？

我们把"正念"定义为：采用接纳和不批判的态度去关注当下。

这个定义包括三部分，我们可以逐一分析，也可以把它们当成一个整体来看待。

关注

正念的第一个部分是：关注。如果有人曾经呵斥着让你"保持注意力"，你可能会对此有一些害怕。然而，要想了解你的生活中发生了什么，你就一定要去关注正在发生的事情，获取有关抑郁的有用信息，而不是回避它。我们知道这很可怕，但是要与"思维警长"和抑郁症合作，你需要关注它"告诉"你的信息，以及是如何告诉你的——它向你身体和思想发出的信号，以及它是如何影响你的行为方式。

当下

"当下"这个概念并不像听起来那么新潮。立足当下其实是放下过去，无论是回想过去多么可怕或悲伤，还是仅仅是你在聚会上说过的蠢话。这也是放下对未来的担忧，无论是约会、考试，还是地球的未来。在当下，你可以放松。当下不会持续太久，这是你唯一真正有能力做任何事情的时候。在正念和积极心理学的研究中，还有一个令人惊讶的事实，那就是你以何种方式获得快乐并不那么重要，重要的是你有多关注你正在做的事情。就像你不必坐在瑜伽垫上或跑到山顶上去练习正念，你可以灵活地练习正念，只需要将当下的觉知带入你所做的任何事情中，这反而能提升你的幸福感。那些你每天做的事情——吃饭、卫生、家务、散步、艺术、表演、练习、学习，都可以用正念来完成。

接纳而不批判

有些人也称之为"怀有善意和好奇心"。正念定义的这一部分有些棘手，它要求我们与自己的想法和经历建立一种不同的关系。通常，我们会严厉地批判自我和周围的世界。有了正念，我们就能试着远离这种情况。无论是否在抑郁症中挣扎的人，我们中很多人都会听到"思维警长"这样告诉我们：

- "我不够好。"
- "人们会看轻我。"
- "我失败了，应该放弃。"
- "别人会让我失望。"
- "我从根本上就错了。"
- "我很奇怪，我永远是个局外人。"
- "我不可爱。"
- "我将一事无成。"

很多人，甚至是大部分人，包括成功的成年人，都会在类似的自我批评的想法中挣扎。这时，不对这些想法进行评判才是有帮助的。因为这也意味着你不必相信自己所想的一切，它能够帮助你认识到你的想法并不等同于事实。这两句话初听起来很奇怪，但希望在本书的阅读过程中，它们会开始变得有意义。思维警长告诉你，他所想的都是真的，你的感觉也都是真的。事实上，我们的想法和感受有时准确，有时不准确。通过正念，我们可以看到哪些值得关注，哪些可以放手。著名心理学家卡尔·罗杰斯说过："奇怪的是，当我完全接受我自己时，我就可以改变自己。"

"接纳"这个词有点复杂。你可能认为它是指喜欢某件事情。在这里，我们并不是要你喜欢你的经历，只是要你注意它，并试着在这一刻不要与它对抗。如果你对抗这种想法，它会更加顽固，就像有人让你不要去想粉红色的大象一样。另外，试图保持积极的想法和情绪也很困难。就像如果我们让你只想粉红色大象，你的思想很快就会走神。更糟糕的是，你可能会觉得自己更加失败。

同样重要的是，当我们谈到接纳的时候，你要明白我们并不是让你忍气吞声，习惯于糟糕的情绪和困难的经历。接纳是一种开放和意愿，而不是委曲求全。与其说"我需要克服它或控制它"，不如说"接纳"是一种意愿，是对自己说"我愿意面对它、经历它"。

在正念中我们说的"接纳"是不同的概念，因为它来自一种理解，即事情会发生变化，即使并不总是按我们计划的那样变化。思维警长希望我们相信，坏情绪永远存在，但看看你的实际经历，你在幼儿园时期所有的负面情绪，是否在今天仍然存在？大概率不会了。事情是会变的。当我们用正念观察自己的体验时，我们会亲眼看到，自己的想法、感受和感觉都是变化的。

当你不能接纳现在所发生的一切，当你试图与自己的想法、感觉或行为做斗争，或对它们进行严厉的批判时，你的自我感觉就会变得更糟糕，而且会感到筋疲力尽。

你可能已经了解正念

正念并不是要增加什么东西，事实上，它是要你放下那些妨碍我们自然、满足状态的东西。你可能已经在生活中体验到了正念的一部分，即使你可能从未使用过这个词。本书将帮助你反复练习以达到这种心境，通过建立一条清晰的路径，以在你真正需要的时候更快地找到它。

【试一试】练习正念

让我们做一个快速的想象。闭上眼睛，让你的思绪完全沉浸在一个情境中。也许是一些令人惊叹、引人入胜、令人愉悦的事情，一些能让你全神贯注、沉醉其中的事情。也许是你正在参加的一场体育比赛，你正在演奏的一段音乐，与某人一次津津有味的谈话，或是在大自然中与动物相处的时刻。无论是什么，让自己沉浸在对它的回忆中，利用你所有的感官去沉浸其中，就好像它又重演了一遍。

这就是正念：全神贯注于当下，不带有任何判断。但不要太在意正念定义的这些词语。你已有的正念体验就是最好的定义。

克里斯想起了之前的一些经历，他那时还没听说过什么是正念练习，但确实有和练习时十分相似的感受。他想起了在夜晚中凝视着篝火的余烬，在夏日看着天空中云朵飘过，或是在舒适的帐篷睡袋里倾听森林中的雨声的那些时刻。

米奇想起了自己童年的那一刻，站在佛蒙特州的一座山上，他静静凝视着蓝天下一望无际的黄色玉米地。

他们两个都想起了童年的情景。

● 在过去的哪些时刻中，你已经有了练习正念时的某些感受？

_____

_____

● 对你来说，这些时刻有什么共同点？

_____

_____

你可能无法回到那些具体的时刻，但你可以找到一条通往曾经那种感觉的道路，让自己更频繁地体验那些情感。

【试一试】简单的正念冥想

要练习正念冥想，无论是几秒钟还是更长的时间，你所要做的就是让自己的思绪放在当下的某件事情上，也就是我们所说的"锚点"。你的身体或呼吸通常是不错的锚点,因为一般我们大脑在飞快思索过去或未来的时候,我们的身体和五官还存在于当下。然后,当你的思绪开始游荡时,你要注意它去了哪里,并轻轻地把它带回到原来的位置。同样,需要注意的是这里也包括三个要素:注意力、当下和不带评判地接纳。

● 设置一个三分钟的计时器。

● 找一个舒适而有意识的姿势,头和背部挺直,肩膀放松。将注意力集中到呼吸或五感之一上,就这样静静地感受。

● 很快,你就会发现自己的思绪开始游离。这很正常,不要担心,也不要自我批判。

● 当你的思绪游离时,只需注意它去了哪里,然后温柔而坚定地引导它回到你的锚点上,并重复这一过程。

恭喜你!你刚刚练习了三分钟的正念冥想。

● 你在练习时注意到了什么?有什么让你意外的发现吗?

_____

_____

● 你觉得"思维警长"的声音发生了什么变化?是变强还是变弱了,或是一点都没变?

_____

_____

正念如何发挥作用？

正念作用的方式有三种。通过将注意力集中在某处把它拉回来，这样可以锻炼你的心智和大脑的专注力。这训练了你的思维关注在当下，而不会被抑郁的阴暗想法所迷惑。

通过注意自己的思绪走向，你开始更好地了解自己的思想，了解它的诱因、模式和习惯。这些洞察力可以帮助你为可能引发的抑郁想法、抑郁情绪的情况做好准备。

当你的思绪飘忽不定时，温柔善待自己，你就会养成对自己好一点的新习惯——有时也被称为自我关怀。而我们大多数人并没有这样的习惯，特别是当我们感到沮丧时，这个习惯有助于让"思维警长"安静下来。

这本书中的一些练习强调觉知、专注和对当下的关注，其他一些练习侧重洞察力，还有一些练习侧重于关怀和自我关怀，所有这些练习在不同的时间段都很有用，都能帮助你管理抑郁。

因此，让我们花点时间从抑郁症的角度来思考正念。再次重申正念的定义：以不带批判的接纳的态度关注当下的体验。那么与这个定义相反的是什么？不清楚或不了解此时此刻实际发生的事情，但仍然在对自己进行批判和羞辱。

在我们看来，这听起来非常像抑郁症。

【试一试】 "思维警长"止步法——STOP

STOP 是一种简单快速的练习方法，可以帮助你接触正念，更好看清事物。

●停止（Stop）你正在做的任何事情：放下书本、平板电脑，停止走动。

●深呼吸（Take a breath），用心感受你的一呼一吸。

●观察（Observe）正在发生的事情。当我们说"观察"的时候，我们是指先观察一下你周围和外部发生的事情，然后再观察一下你内心真正发生的事情。到底是你自己在观察，还是"思维警长"在向你灌输？

●继续（Proceed）你之前正在做的事情。

你可以在发现"思维警长"悄悄接近你的任何时间，阻止他，或者更好的做法是在每天固定的时间练习阻止他的方法。

写下一些你可能会对"思维警长"使用 STOP 法的时间，例如：在经历一次失望之后或在进入一场考试、表演、比赛或派对等紧张情境之前。

_____

_____

正念不是什么？

人们对正念存在许多误解。正念不需要一本正经坐在瑜伽垫上，也不需要去闭关静修，甚至出现精神上的转变。打坐或静修可能有助于一些人练习，但并不是必需的。对于一些人来说，正念可能带有一些精神上的感受，但也不是必然的。正念也不意味着变得消极。你可以非常积极主动，并且保持正念——正念就是让你意识到现在正在发生的事情。另外，它绝对不是通过麻木或逃避来关闭自己的思维和情感。实际上，它是保持与思维和情感的联系，但比大多数人在抑郁时所做的更加灵活、更可行。

● 当你第一次拿起这本书时，你对正念有哪些假设？回想一下你内心的"思维警长"第一次看到这本书时的评判，在下面列出他的反应：

_____

_____

关于正念的底线是：你愿意尽你所能去学习生命中每一个蕴含着力量和机遇的时刻。这本书是关于抑郁症，但更重要的是，它是关于如何充实地生活、如何从每一刻以及一次次经历中获得最大的收获，从而尽情享受生活。

积极心理学是什么？

尽管正念是关于发现和探索每个当下的内容，积极心理学则是关于如何充分利用这些当下。从最基本的角度来看，积极心理学是建立在"你身上的优点远多于缺点"这一理念之上的。当你情绪低落时，你的感觉往往相反，并且随着时间的推移，你听到的更多是别人说的你的缺点，而不是优点。通过运用积极心理学，你可以发现并发扬自己的优点，而不是沉湎于抑郁带来的沮丧情绪。

进化心理学家（进化心理学研究的是我们的大脑和行为为什么会演变成现在这个样子）发现，人类天生就有负面倾向，这意味着我们更容易注意到事物的消极面，也更倾向用消极的方式解读事物。这对我们的祖先来说是有意义的。因为在一个更危险的世界中，他们需要不断警惕危险。那些没有察觉到危险的人无法生存，而更加谨慎的人则活了下来，并将他们的基因传递给下一代。心理学家里克·汉森解释说，我们的大脑对待所有消极的事物像"魔术贴"，而对于积极的事物则像"不粘锅"，这种负面的偏见也被称为"思维警长"，他给我们带来的是 24 小时的坏消息。本书的目标恰恰相反，我们希望你能及时"换台"，看到真正公正而不带偏见的消息，无论好坏。

如果我们情绪低落，我们就更有可能注意到消极的一面，并以消极的方式解读事情。当我们刻意练习寻找积极的一面时，我们就会开始重新平衡自己的视角，以适应我们现在所处的世界。找到这种平衡能提高我们在日常生活中的幸福感，还能改善我们的情绪进而有助于缓解抑郁。

积极心理学并不是假装一切都很好，忽视生活中的坏事、烦人的或危险的事情。它是让人们更多地关注积极的事物，并使用具体而明确的策略来克服偏见，以更清晰地看待事物。

如果你把抑郁症看作是"思维警长"把他的墨镜戴在你的眼睛上，

模糊了你的视野，那么正念和积极心理学可以帮助你看得更清楚、更准确。正念可以清洁镜片，让你看得更清楚；积极心理学可以调整度数，让你看得更远、更准确。

这两种方法都需要你做出努力，特别是刚开始的时候，但是随着时间的推移，通过本书的练习你可以养成良好的习惯，保持清晰的视角，就像擦拭被弄脏的眼镜一样。我们精心挑选了最强大的正念和积极心理学练习，以达到最佳效果，同时又简单易行。有时，微小的努力会产生巨大的影响。这正是我们的目标，因为我们知道，当你情绪低落时，即使是做出一些小小的努力也可能有很大的变化。

正念小练习

在这一部分，我们将初步尝试几种正念和积极心理学的练习。这里的目标是让你在最开始就了解这些方法及其效果。不要指望它们能立刻解决问题，这需要时间和实践。我们只是初尝滋味。

【试一试】站立鹳式

身体是当下的锚点，是练习集中注意力和专注力的地方。当我们专注于一件事情时，分心或压抑的想法（即"思维警长"的想法）就很难干扰进来让我们感到更糟。

● 站直，保持平衡。当你感觉稳定后，抬起一只脚，让这只脚的底部靠在另一条腿的膝盖旁，就像单脚站立的鹳鸟一样。

● 尝试保持平衡一分钟。如果感觉很困难做得不好也没关系。这是正常的，所以尽量不要评判自己。如果觉得太容易了（也许你已经是一位优秀的冲浪手或瑜伽大师），可以尝试用脚尖保持平衡来增加挑战性，如果你熟悉瑜伽的话，也可以尝试从瑜伽中的树式姿势开始。

- 做个尝试，先让你的眼睛四处移动，然后保持眼球不动，停留在地板或墙上的一个位置。注意你的平衡感会发生什么变化。
- 还可以尝试闭上眼睛，将你的思绪集中在强烈的情绪上，注意一下你的平衡之后会发生什么变化。
- 现在坐下来。

当你专注于眼前的平衡时，你还在想别的事情吗？我们猜你可能没有！

● 当你的眼睛或思绪游离时，你的平衡感发生了什么变化？

_____

_____

● 你注意到任何消极的自我评判了吗？

_____

_____

当我们的思维专注于当下的一件事情时，抑郁（或其他事情）就几乎没有侵入的空间了。当然，如果这个练习很困难，你可能听到"思维警长"发出的自我批评声音——这很正常。但当你回顾自己所写的东西时，问问自己：我一定要相信他告诉我的一切吗？

【试一试】7-11 和 11-7 呼吸法

有时，当我们感到抑郁时，如果能稍微降低自己的能量水平并放松一下就会有所帮助。在其他时候，当我们感到疲惫时，我们可能会想要提升自己的能量。这个简单的呼吸练习对这两种情况都有帮助，不妨多试几次。问问自己你是需要降低还是提高你的能量。

降低能量：如果你感到焦虑或不堪重负，思绪涌入太快，可以试着一边吸气一边在心中数到 7，再一边呼气一边数到 11。重复几次。这种练习可以降低你的整体兴奋度，帮助你放松。

提高能量：通常当我们感到抑郁时，很难有足够的精力去做我们需要做的事情。这种呼吸练习在一定程度上能增强你的能量和意识。试着一边吸气一边数到 11，再一边呼气一边数到 7，然后重复几次。

你能想到你在什么时候可以使用 7-11 或 11-7 的呼吸练习吗？

_____

_____

正式和非正式练习

很多正念导师都谈到要像训练身体一样训练心智。正式的身体锻炼可以去健身房或进行一个小时的体育锻炼；非正式的锻炼可以是散步或做一些额外的事情，比如提着更重的杂货，或选择走楼梯。

对于正念，你可以坐下来进行正式的练习，如 20 分钟的静坐或行走冥想，或者通过将注意力集中到当下任务上，然后尽可能多地记住这一点来进行非正式的练习。非正式的练习也可以是指在一天中找一些时刻，做一些简单而短暂的练习，让你与当下建立联结，让你远离批判，或者只专注于手头的工作。在这些时刻，甚至不需要让任何人知道你在练习，这可以成为你的健康小秘密。

生活中有很多时刻可以提醒你回到身体、呼吸或正念锚点上。选择其中一个时刻，在接下来的一周里，每当它出现时，尝试一种类似"7-11"呼吸法或"STOP 法"等非正式正念练习。

- 早上第一件事前（或在你拿起手机之前）

- 在等待食物烹饪或加热时

- 等公交车（地铁）时

- 在办公桌前坐下，在开始工作之前

- 每当你不得不停下来重新系鞋带时

- 每当你的手机响起或震动时

- 每当你打开水龙头时

- 排队等候时

- 开门时

● 晚上最后一件事后

基本上，每当你有想拿出手机查看消息或玩游戏的冲动时，那就是你可以与自己对话的时刻。

正念和积极心理学可能不会让你的抑郁情绪在一夜之间消失，但它可以让你变得更加强大、更有智慧。有句谚语我很喜欢：不求负担更轻，但求肩膀更宽。从某种意义上来说，正念给了你更宽广的肩膀来扛起重担，而积极心理学则为你提供了新的视角和技能来让你知道如何扛起重担。

沉沦还是进取？

在本章中，我们进一步了解了正念和积极心理学，以及它们如何帮助你治疗抑郁症。

● 从本章中，你是否了解到抑郁如何影响你的情绪，以及如何让你在日常生活中退缩的？

_____

_____

● 本章中有哪些具体策略或想法可以帮助你改善情绪，并让你对人和社交活动产生兴趣呢？

●　在接下来的 24 小时中，你愿意使用哪种策略、想法或工具？
　　写下来，并承诺去试试看。

_____

_____

CHAPTER 3

从身体视角

认识抑郁症

身体比深层哲思更具智慧。

—— 弗里德里希·尼采

健康的身体是健康积极的心态和情绪的基础——至少是使它们更容易被你控制的基础。强壮的身体可以帮助你远离"思维警长"，他肯定会告诉你不要关注本章中的一些自我照顾内容。

克里斯经常和来访者开玩笑说，祖母说的总是对的——吃饭、睡觉和锻炼是照顾自己最重要的事。照顾好自己的身体对身心健康很重要，而青春期是养成终身健康生活习惯的绝佳机会。

在本章中，我们将从睡眠、锻炼、饮食、药物摄入和放松等多个角度探讨控制抑郁症的生物学方法。我们将再次使用正念和积极心理学来思考如何处理和应对生活中的那些变化。

睡眠

我们知道这对现在的年轻人来说是一个挑战。跟你父母所在的那个年代相比，你要花在学习和社交生活上的时间似乎更多，在学习和社交的双重压力下，获得充分的夜间睡眠并非易事。尽管如此，对大多数青少年来说，有适当时长的睡眠时间——8~10小时，会对你的情绪产生巨大的影响，更不用说大脑和身体的整体功能了。充足的睡眠可以让你更好地去做自己想做的事情：无论是锻炼、学习还是和朋友一起玩。

与充足睡眠相比，规律睡眠也同样重要。对于一些抑郁症患者来说，睡眠过长实际上可能反而有问题。这也是抑郁症令人困惑的部分原因：有些人需要被提醒上床睡觉，有些人需要提醒才能起床。确保睡眠质量和规律睡眠对你的情绪都很重要。

所以，要试着找到一种方法，在大多数日子里都能在同一时间入睡和醒来，这意味着周末不能睡得太多。你的身体需要适当的休息来抵御抑郁。

● 你的平均睡眠时间是多长？

_____

_____

● 你的睡眠时间大体规律吗？

_____

_____

养成良好的睡眠习惯

你能调整一下你的作息表或者请别人提醒你多睡一会儿吗？如果你睡过头了，你能设闹钟、让朋友发信息或让父母来敲门提醒你起床吗？有很多事情可以让你的大脑和身体保持清醒，所以要记住以下几点，以获得良好的夜间睡眠：

● 你最晚的体育锻炼应该距离睡前至少两个小时。

● 睡前 2~3 小时吃晚饭，晚饭后不要吃零食，或只吃少量的零食。

● 避免酒精、尼古丁、咖啡因和其他药物离床太近。

● 睡前一小时不看屏幕，因为 LED 和电视屏幕发出的光会过度刺激、混淆和唤醒大脑（我们知道这很难，但可以试着换成纸质书或杂志）。

● 睡前一小时内停止紧张的工作、学习以及激烈的社交活动。

● 睡前进行放松仪式，例如写日记，读一些鼓舞人心的东西，或者做一些调整呼吸、放松身体的动作。

● 睡在黑暗、凉爽、安静的卧室里（可以考虑使用白噪声机器）。

● 每天在同一时间入睡和醒来。

在阅读这份清单的同时，你可能已经在对自己说一些"思维警长"风格的话，比如："是的，我知道我应该做这些事情，但这不会有帮助，我无论如何都坚持不下来。"要知道这样的想法是完全正常的，很少有人（包括作者本人）能每晚都做到这些事情。

随着时间的推移，你在日常生活中养成了各种各样的习惯。只需要一点刻意的努力，你就肯定能改变自己的夜间作息，让一些良好的睡眠习惯能保持下去。

睡前冥想

分心和沮丧的想法可能会让人不知所措，而且当我们放慢速度时，它们似乎会加速。甚至有可能我们腾出一些心理空间时，也同样会为"思维警长"腾出空间。批判的想法就此在脑中出现，并开始对我们喋喋不休，进而导致我们在睡觉前分散注意力，出现负面想法。当然，这些想法只是问题的一部分。更大的挑战是，我们倾向于相信自己的想法，而与其纠缠于这些想法，还不如顺其自然。

【试一试】溪流上漂浮的树叶

让自己舒服地躺下。

想象一下，你坐在那里俯瞰着一条美丽的河流或小溪，也许是一片鲜花盛开的草地、群山，也许是古老的森林。深呼吸，让一切变得更加生动：大自然的色彩、声音，甚至气味。当你看着溪水流过时，你会注意到有东西在溪流中漂浮。树叶漂过，然后在下一个弯道处消失。

你可能会注意到，即使在这个美丽的地方，思想、忧愁和不舒服的感觉仍然不时地存在。每次你意识到这种感觉时，有意识地把这个想法缩小，放在一片漂过的树叶上，然后看着它漂走。有些想法可能会陷入困境，在漩涡中盘旋或纠缠，但最终它们会漂走。关键是要不断地缩小想法，让它们漂走。有时，你可能会发现自己漂浮在思想的旁边，越来越往下游，但你所需要做的只是注意到你漂到了哪里，然后一次次地把自己拉回岸边。把你的思绪放在树叶上，让它们随波逐流，请尽可能多地这么做。

● 　你的思维是有规律可循，还是看似随意？

_____

_____

如果你觉得河流里的树叶对你没有帮助，还有其他的画面可能会起作用。例如，从远处的高地观看高速公路或桥梁上过往的车辆，或观察天空中飘浮的云朵，或去水族馆看鱼儿畅游。

运动

研究表明，对于不同形式的抑郁症患者来说，锻炼和药物一样有帮助。有证据表明，锻炼不仅能振奋你的情绪，还能给你更多的能量，帮助你更清晰、更有创造性地集中注意力和思考，睡得更好，调节食欲。运动也不需要太多，最近有研究人员表示，每周进行几次 10~30 分钟的中等强度运动，通常与更高强度的锻炼效果一样，至少对你的情绪来说是这样。

当然，当抑郁症压得你喘不过气来的时候，鼓起勇气做任何事情都是很困难的，更不用说去锻炼了。我们不想让锻炼成为另一件让你感到压力的苦差事。但锻炼并不意味着要去跑道上跑步或加入校运动队。有很多锻炼方式，和竞技体育一样对你的身心有益，它只是意味着要动起来，即使是在阅读或工作时站起来也会有所帮助。

还有一个好的锻炼方式，那就是到户外去，走进有新鲜空气、阳光和色彩的世界。越来越多的证据表明，亲近大自然可以改善你的情绪，增强心理健康、韧性，甚至提高你的人际交往能力。如果你的抑郁症在冬天更严重，那么（在合理的范围内）获得一些阳光尤其重要，那些季节性情感障碍患者便是如此。

你可能会找到一些既能让身体动起来又能让大脑摆脱烦恼的运动方式。这份清单上有什么比传统体育更吸引人的吗？请在空行上添加你的想法。

骑自行车	滑冰	划船
滑雪	跳舞	玩滑板
击剑	游泳	健身类电子游戏
散步	体操	举重
徒步旅行	武术	家务劳动
瑜伽	跑酷	捉迷藏
攀岩	_____	_____

● 你可以在下周开展清单上的哪些活动？

_____

_____

激发行动的动力

即使是最有趣、最有效的锻炼，要获得和保持动力也很不容易。因此，我们建议从小处着手，尤其是如果你已经有一段时间没有锻炼了。每天只需步行 20 分钟就能显著提升你的情绪。与克里斯一起工作的一个年轻人喜欢一边散步一边听脱口秀。如果你为自己制订一个只有五六首歌曲的运动专属歌单，即使是一次小小的锻炼，你也可以轻松地锻炼二三十分钟。让自己锻炼的一个好方法是和别人一起锻炼。约一个朋友慢跑，或者问问朋友、老师、治疗师和其他人，当你和他们在一起时，他们是否愿意起来散散步，而不是坐着。

● 列出几个你在未来一周可能愿意并能够一起锻炼，甚至一起散步的人：

_____

_____

科技不会强迫你锻炼，但它可以让锻炼更有吸引力。你可以考虑在手机上下载一些运动应用软件。很多瑜伽、太极、普拉提和其他锻炼视频可以在网上下载。还有健身运动，包括网球、保龄球、舞蹈等有氧运动。

● 有没有你过去喜欢的或认为你可能喜欢的锻炼应用软件、

视频或健身游戏？请在此处列出：

_____

_____

挤出时间锻炼

思考你的日程安排。你是否有合适的时间来进行一些正式的锻炼，例如上瑜伽课或舞蹈课？是否参加校内运动或去健身房运动？你可以找一个人陪你去吗？选择一个活动，或者一个同行人，然后把它放进你的计划表里。虽然将锻炼列入计划表看起来有点傻，但对许多人（包括两位作者）来说，如果没有列入日程，他们可能永远不会去做！

● 你是否通常乘坐电梯，但你其实可以选择走楼梯？你是否通常会选择乘车，但你其实可以选择步行？将这些写下来，并在你的手机中设置提醒，以便在下一个可能的"非正式"锻炼机会出现时提醒你。

_____

_____

步行

你可能觉得自己完全缺乏运动，但平时你至少会步行到某些地方，这本身就是一种锻炼。也可能有一些方法可以让你更多地步行——走路去学校、朋友家，或者走路去参加活动。

虽然这不是高强度的有氧燃脂运动，但正念步行会让你动起来，并增强你对身体的意识——这两者都对帮助你摆脱抑郁至关重要。有许多方法可以进行正念步行，接下来，我们将与你分享其中的几种。

【试一试】正念行走

正念行走意味着活在当下，注意行走的所有感觉和方面。一旦你掌握了它，你就可以将正念带到行走中，并将练习的范围逐步从家中扩展到外界。

● 在你的家中、宿舍或院子里找一个大约 3 米长的空间来回走动，或者找一个大约那么宽的圆圈。你可以选择直线行走或绕圈。

● 站直，双脚与髋部同宽，感受胸部和躯干的提升和力量。深吸一口气，然后在放松肩膀的同时呼出。

● 慢慢抬起右脚，放在你面前。在此过程中，注意身体的所有感觉。注意你平衡时肌肉的微小动作，当你的左脚跟离开地面并移动这只脚时，感受身体重心的转移。像这样走几步，注意所有的感觉。

● 和任何正念练习一样，只需注意你的想法去了哪里，并轻轻地把你的意识带回到你的运动中，这是这个练习的锚点。

● 计时，尝试像这样走 5~10 分钟。

积极心理学取向的正念行走是将有意识的注意力带到你的周围环境，特意关注环境中美好、有趣或令人愉悦的事物。这种练习可以开始改变我们对世界的看法，清理"思维警长"的负面视角，这样我们的思维就能改掉寻找负面视角的习惯。

简短的正念瑜伽

当我们的身体灵活而强壮时，我们的头脑也会变得更加灵活和强大，有了更多快乐、更少抑郁，就不太可能被"思维警长"的花言巧语所欺骗。瑜伽对身体和精神的灵活性都很有帮助，而且在家就可以练瑜伽，只要穿上一些舒适的宽松衣服，甚至是睡衣，就可以做这些练习了。如果你的地板是软的，那就太好了；如果地板很硬，可以铺上瑜伽垫或一块小地毯。

不要强迫自己太用力，并咨询医生以确保这些姿势对你的身体没有负作用。你可以按照顺序做以下三个姿势，或者只选择对你来说最舒服的姿势。如果你想更直观地学习这些动作，可以在网上找一些视频学习。

眼镜蛇式

这种开放的、充满力量的姿势可以迅速改变你的感觉，提高你的能量水平。

- 从脸朝下躺着开始。手掌平放，手指向前，放在肩膀下方。
- 张开手指，手掌向下按压，身体离开地面。前后转动你的肩膀，这样它们就不会紧挨着你的耳朵。

●继续手掌用力，让整个上半身抬起来，直到手臂尽可能伸直。保持双脚、双腿和臀部贴着地面或垫子。抬起并打开胸腔，下巴向上向外。

●保持这种姿势三到四次呼吸。在保持姿势时留意你的身体感觉以及思想和情绪状态的变化。

●轻轻地将身体放下来。

如果感觉够了，就原地休息一下。如果想继续，你可以练习下一个姿势。

下犬式

当你伸展身体、保持平衡并支撑起自己时，这个姿势会让人感觉非常集中和有力。

●从双手和膝盖开始，双手放在肩膀下方，膝盖放在臀部下方。

●脚趾向下弯曲，重心向后转移，双手向下按压，臀部抬离地面。你的身体应该呈现倒 V 形。

●看看你是否能保持这个姿势三次或三次以上的呼吸。同时注意当你用力向下推和抬起身体时，你的身心感受如何。

●膝盖慢慢放回到地板上，然后上半身也调整回来。

同样，如果你觉得这个姿势很好，那就休息一下。如果你想继续下去，就继续做"上犬式"。

上犬式

像眼镜蛇式一样，这种姿势能打开胸腔，伸展背部。

● 开始时脸朝下，双手放在身体两侧，让身体伸展放松。

● 将手掌放在胸部旁边的地板上，目光向前方延伸。

● 吸气时，将肩胛骨收拢，然后呼气，双手向下按压，抬起躯干。

● 向后拉动肩胛骨，胸腔向上抬起并向两边打开。

● 再次屏住呼吸。注意你的感受。慢慢放松，躺下休息。

● 　　　这些姿势让你在身体和精神上感觉如何？哪一个动作感觉

　　　最有力量？

_____

_____

● 　　　你最喜欢的是哪一个动作？

_____

_____

● 　　　下周你想抽出时间来做哪个或哪几个动作？

_____

_____

饮食

就像睡眠一样，当我们抑郁时，食欲通常会朝两个方向发展：暴饮暴食以寻求安慰，或者因为厌食而营养不足，而且没有任何食物能吸引我们。健康的饮食是抑制抑郁的最佳燃料，让你的身体和思想保持健康，比"思维警长"更强壮、更聪明。

暴饮暴食

食物可以治愈你的消极情绪，但通常越治愈的食物，越不健康。这并不是说你必须在饮食方面做到完美，但饮食上的一些变化可以帮助改善你的心情。重要的是要学会区分为了生存和健康而进食（从长远来看感觉更好）和为了情绪原因而进食（为了在当下感觉更好）。下面的图表可以帮助你理解二者的区别。

情绪化饮食	健康饮食
情绪激动时进食，例如：悲伤、紧张、沮丧或无聊时	当你的身体告诉你它饿了时再进食，例如：你的肚子咕咕叫或是你能量不足时
吃饭不规律	规律吃饭
吃得过饱，忽略或不了解自己身体的信号	当你的身体告诉你已经饱了就不吃了
吃一些能慰藉情绪的食物	吃一些营养健康的食物
只吃某些特定食物，暴饮暴食	均衡、适量地吃各种食物

续表

情绪化饮食	健康饮食
四处寻找食物	提前计划下一顿饭或零食
突然感到想吃东西	经历缓慢增长的饥饿感
发现只有少数食物能让自己满足	发现很多食物令自己满足
吃完后常常感到内疚	吃完后通常感觉良好
秘密进食	在他人面前吃饭时感到自在和无愧于心

当看到这张表时，你是否发现了一些描述和你的饮食习惯不一致？我们偶尔都会用一个冰激凌或一袋薯片来淹没自己的悲伤，或者采取一些情绪化的饮食方式。这并不意味着你有进食障碍。只是对一些人来说，过于依赖食物来应对困难的情绪可能是一种更令人担忧的信号。

许多青少年，尤其是那些患有抑郁症的青少年，与食物和身体形象有着复杂的关系。我们的文化向每个人发出混杂的信息，所以如果你对食物和健康感到困惑，你并不孤单。有些人甚至对吃健康的食物感到内疚，或者对在他人面前进食感到尴尬，无论他们吃什么。这些可能是也可能不是饮食失调的迹象。与值得信赖的朋友、家人或专业人士谈论和反思食物和身体对你的意义可能会带来一定帮助。以下是与饮食有关的其他建议：

●均衡饮食，多吃蔬菜少吃甜食，可以提供尽可能多的营养，帮助你的大脑和身体发挥最佳功能。

●尝试蛋白质和纤维含量高、碳水化合物含量低的食物，这有助于调整情绪。

● 你也可以向营养学家或医生咨询，以确保你获得了足够的营养；你可能需要补充维生素。缺乏维生素 B 和 D、铁等会影响你的情绪。

● 如果你遵循某种饮食习惯，或者是素食主义者，但如果家里其他人的饮食习惯和你不同，就很难保持饮食均衡。同样，你的医生或营养师可以帮助你均衡饮食，这将有助于你的抑郁症。

● 　如果 "情绪化进食" 正在困扰着你，那么你认为它的诱因是什么？

_____

_____

没有食欲

对于许多患有抑郁症的青少年来说，暴饮暴食并不是一个问题，因为他们几乎没有什么食欲。你可能就属于这一类。在不饿的时候进食确实是一项挑战。许多年轻人不吃早餐或午餐，是的，当我们告诉你一日三餐健康饮食很重要时，我们的口气确实有些像你的父母！

如果你无法激起食欲，可以尝试吃一些容易消化的食物：混合坚果、香蕉、酸奶、吐司或干果。这些食物对你的消化系统非常温和，为你提供思考所需要的能量。它们还为你提供了锻炼和交谈所需的能量，并告诉你的身体如何正确入睡，所有这些都可以帮助你摆脱抑郁症的阴霾。

克里斯曾与一位无法提高食欲的年轻女子合作。她最终发现，让自己接受吃饭就像吃药的观念很有帮助："我不喜欢吃药，不喜欢吃早餐，不喜欢锻炼和与人交谈，但它们都是治疗我抑郁症的药物。"也许你以前从未吃过早餐；你不必永远承诺吃早餐，但你可以尝试一段时间，就像尝试吃药一样。

锻炼也有帮助。尝试在饭前安排锻炼可以激发食欲。

● 现在，你的一日三餐是否均衡？你在过去 24 小时内吃了什么？它与本章中的建议相比如何？（请对自己保持诚实！）

_____

_____

● 如果没有什么看起来吸引人的食物，那么有哪些食物即使在你没有食欲或肠胃不适的情况下，至少可以让你忍受呢？

_____

_____

● 下周你最想吃哪些健康食品？你可以买一些健康的零食，或者让父母帮你买一些吗？

_____

_____

正念饮食

理想情况下，我们应该让饮食成为意识之锚，将正念带入饮食的方方面面。每餐都这样做几乎是不可能的，但尽量每周留出一些时间，以正念的方式用餐或吃零食。至于其他的正餐，你可以只在前几口用正念的方法。

【试一试】正念进食

在进食之前，比如准备食物时就开始运用正念。

当你将食物以引人注目的方式摆放在盘子中时，请留意食物的外观细节、颜色和质地。关注准备食物时发出的声音——打开橱柜和盘子碰撞的叮当声——以及食物的气味。保持对身体和情绪的觉察，比如饥饿的信号以及准备食物伴随而来的情绪。

● 在桌子旁坐下，从盘子里取出食物，将手机、屏幕和其他干扰物放在一边。当你坐下时，深呼吸，再次看着你的盘子。在进食时，只需进食，速度足够慢以保持对身体、感官和情绪方面的觉察。

● 为了减慢速度，在每口食物之间放下餐具，并向后倾斜身体。同时，要小口喝水或饮料，并在每次吞咽后留意身体的感觉。

● 吃完后，身体向后靠，花一些时间留意身体的感觉。你吃饱了吗？好吃吗？有没有吃撑？

随着你不断地练习正念进食，你将更好地识别身体发出的饥饿信号，了解自己真正需要什么样的食物，以及需要多少。你会因身体需要而进食，而不是因为抑郁症想要逃避。随着时间的推移，你的身体和大脑将能够更好地维持营养需求，从而保持情绪稳定。

● 尝试按照此处所描述的方式吃一顿饭或者部分饭菜。你对这种体验有什么看法？

_____

_____

物质摄入

这部分是关于减少非处方化学品的摄入——酒精、药物、尼古丁和咖啡因。和这本书中的其他部分一样，我们不会评判你做出的选择，也不会建议你永远遵循我们的建议。我们只是建议你做出一些改变，看看这对你的抑郁症是否有作用。如果你不想在本节末尾的问题上写下答案，你也可以在心里想一想这些问题。

事实是，药物和酒精可能在短期内让你感觉更好，但从中长期来看，它们只会削弱你抵御"思维警长"和抑郁症的能力。如果你宿醉未醒，或者正在从某种物质中恢复，你所有的精力都会投入其中，就没有精力帮助你对抗抑郁了。当你感到疲惫时，咖啡因和尼古丁可能会提高你的能量，但你很容易在没有意识到的情况下依赖它们。它们也会提高你的压力和焦虑水平，这几乎没有任何帮助。

如果你同时服用药物，会增加另一个风险。大多数抗抑郁药在与药物和酒精结合时效果不佳甚至无效，并且可能存在危险的相互作用。如果你正在使用处方药，请咨询处方医生了解药物之间的相互作用。

● 最近你摄入这些物质的量如何？是否超过了你想要的水平，或者超过了你的朋友、家人或医疗保健专家建议的对于抑郁症患者健康的摄入量？

_____

_____

● 摄入这些物质对你有什么好处（例如，有助于社交或暂时消除不良情绪）？

_____

_____

● 使用这些物质可能会让你付出什么代价（例如，损失金钱或与家人的冲突更多）？

_____

_____

● 是否有减少的余地？你是否愿意停几周，看看这是否会对你的整体情绪产生影响？

● 如果你像一些抑郁症患者一样服用药物，你是否按照处方定期定量服用？如果你经常忘记，如何提醒自己记住（例如，在浴室镜子上留下纸条或设置闹钟）？

放松

从任何疾病（包括抑郁症）中恢复过来的最重要的方法之一，就是放松。压力基本上会让一切都变得更糟，这意味着你的身体健康和心理健康都会受到影响。如果你既要对抗压力，又要对抗抑郁，那么你一开始就处于非常不利的地位。找到一些减轻压力和放松的方法，可以释放能量，帮助你应对抑郁症。当然，说起来容易做起来难。2014 年的一项研究发现，在美国，青少年是压力最大的人群，所以你并不孤单。

这里有一些好消息：正念和积极心理学实践是减轻压力最快和最有效的方法之一。通过健康的放松方式可以使身体恢复并重新充满能量，以对抗抑郁症。

你喜欢用什么方式来放松？我们每个人都有不同的方式，请在空白处添加你自己的想法。

创造性活动（写作、绘画、涂鸦）

给支持你的朋友打电话

跳舞

做填字游戏或数独

散步

听音乐或喜剧

给自己按摩（或者让别人给你按摩）

冥想

观察人

玩减压玩具

购物

淋浴或泡澡

照顾你的植物或宠物

讲笑话

尝试芳香疗法（闻一些香料、咖啡、茶、花、乳液或精油）

_____

_____

● 上述这些活动哪些能加入你的日程中？

_____

_____

肌肉放松

以上放松活动还不够时，我们可以试试一种正念的放松练习。

【试一试】正念肌肉放松

你可以边做这个练习边阅读，你也可以和朋友轮流练习并互相指导。你也可以录下自己（或他人）大声朗读的音频，然后稍后收听。

● 找一个舒适的地方坐下或躺下，大约15分钟不要让别人打扰你。穿上舒适的衣服，调暗灯光，如果你喜欢，可以放一些舒缓的音乐。让你的身体沉浸其中。

● 首先，深呼吸三次。随着每一次吸气，想象吸入放松的能量，随着每一次呼气，想象呼出紧张和压力。将注意力集中在身体上。如果你的注意力游离了，只需注意到它去了哪里，然后轻轻带回来。

● 在下一次呼吸时，将你的脚趾向外伸展，直到你感到拉伸。保持这个姿势呼吸几次，注意自己的感受，然后放松。放松时，注意释放紧张感。

现在，将你的脚向内弯曲，再次感受脚踝和胫骨前部的紧张和压力。再次保持这个姿势呼吸几次，然后放松，并留意这种变化带来的感觉。

● 在接下来的几分钟里，循序渐进地锻炼身体的主要肌群，只需紧绷和保持，然后松开，并关注身体和情绪上的每种感觉变化。

● 先绷紧再放松下半身每个部位的肌肉——小腿，然后是大腿，接着是髋部和臀部。

● 特别注意下背部、腹部和上背部，因为这些地方是我们承受压力的地方。

● 双手和手指可以先伸展成团，然后再伸展到肱二头肌和肱三头肌。

● 如果你走神了，只需注意到这一点，然后吸气放松，呼出紧张情绪，将注意力重新带回身体。

● 你的颈部和肩部也承受着压力，因此要留意收紧和放松时的紧张感觉和情绪体验。

● 接下来是面部肌肉，只需意识到你的脸从内到外的感觉，然后皱起额头，紧闭双眼，使脸皱成一团。完成一两个呼吸，然后放松你的脸部。

● 最后，绷紧下颌肌肉。深呼吸几次，真正感受到身心的紧张，呼吸几次，然后就随着身体找到放松的感觉。

现在，花点时间扫描一下你的全身，注意练习结束时的感觉。当你回到日常工作中时，你可以通过绷紧和放松一些肌肉来找到这种放松的感觉。

短期检查和放松

当然，你并不可能总是有 20 分钟来做一个长时间的正念放松练习。有一些简短的放松练习可能会有所帮助，而且它们的缩写——CALM 和 HALT——很容易让你记住。

【试一试】HALT！检查你的需求

当我们忽略了自己最基本的需求时，我们也常常忽视了自己的情绪。然而，我们可以定期检查一下自己，思考我们需要什么，或者可能对情绪产生影响的因素。每隔一段时间，试着有意识地停下正在做的事情，并问问自己是否感觉到以下任何一种情绪：

- 饥饿（Hungry）——你感到饿吗？你需要吃东西吗？
- 生气或焦虑（Angry 或 Anxious）——你感到生气或焦虑吗？有没有办法让你减轻这些强烈的、不安的感觉？
- 孤独（Lonely）——你感到孤独吗？你能不能联系某个人，让你现在感觉不那么孤独，哪怕只是一条信息？
- 疲累（Tired）——你感到困倦或迟钝吗？有没有办法让你有意识地回应这种感觉？

【试一试】CALM——简短的正念身体检查

你可能会发现，不照顾身体的需求会导致情绪低落和抑郁症状恶化。一天中，对身体的某些部位进行几次检查是很有帮助的。这个练习可以给你关于情绪的早期预警。

- 胸部（Chest）——注意胸部的紧张感以及心跳和呼吸的速度。它们在此刻告诉你正处于什么样的情绪和身体状态？

- 手臂（Arms）——手臂和拳头的紧张可能意味着一些沮丧和紧张情绪。你能不能给这些肌肉一个快速的按压，然后放开？

- 腿部（Legs）——当你的腿不安分，就像打桩机一样抖腿时，这可能是另一个你需要放松并释放压力的迹象。同样，你可以按一按腿部的肌肉，然后放开。

- 思维（Mind）——你的大脑中发生了什么？你注意到有压力的想法吗？你能不能做几次正念呼吸，或者以其他方式与当下联结来减轻压力？

● 你可以在什么时候使用这些简短的检查？

_____

_____

沉沦还是进取？

到目前为止，你已经掌握了一些基本技巧，学习用正念的方式照顾身体以应对抑郁症。我们提供了一些关于身体自我保健的基础知识，包括借助正念来更好地睡眠、饮食和运动，并通过放松来缓解身体压力。

● 关于抑郁症是如何让你情绪低落，从而让你无法正常生活，你从本章中学到了什么？

_____

_____

● 从本章中，你学到了哪些可以帮助你调整情绪的具体的策略或想法，让你更愿意与人交往，也更愿意参加活动？

_____

_____

● 你愿意在接下来的 24 小时内使用哪种策略、想法或工具？把它写下来，并承诺去试试看。

_____

_____

CHAPTER 4

从心理视角认识抑郁症

你的思想可能是你最强大的仆人，也可能是最可怕的主人。

——日本谚语

"思维警长"，抑郁症的代言人，喜欢用让你变得更糟的方式与你交谈。尽管他想让你远离糟糕的事情，但最终还是会妨碍你做你真正想做的事情（或至少曾经喜欢做的事情）。这些来自"思维警长"的消沉想法也会引发一些非常难受的感觉，这些感觉如此强大和黑暗，似乎不可能克服。

在本章中，我们将更深入地了解这些抑郁状态下内心发生的事情（你的想法和情绪），并探索如何利用正念和积极心理学策略治愈你的心灵。

情绪追踪

追踪自己的情绪会给你提供所需的信息，让你更好地管理自己的日常思绪、感受和行为。奇怪的是，研究表明，当人们追踪自己的感受时，仅仅只是开始观察和关注自己，事情往往就会逐步有所改善。

所有情绪都有强弱之分。当你情绪低落时，有时很难注意到感受上的细微变化。这就是训练情绪追踪技能的主要原因之一——它将帮助你注意到感受的变化（这比你想象的更频繁），并帮助你学习如何改善心情。让我们从了解你情绪体验的信息开始。

回想一下过去的经历，你感到不好、烦恼或情绪消沉的情况。找一个让你感觉最糟糕的经历，然后再找一些不那么糟糕的经历。列出其中的五个经历：

1. _____

2. _____

3. _____

4. _____

5. _____

现在，回想一下过去的五次让你感觉良好的经历。包括你记忆中最美好的时刻，以及其他积极的经历——也许是成功、毕业、聚会、假期或其他记忆（但不要包括那些现在可能感觉复杂的回忆，比如与一个朋友的美好回忆，但这个朋友现在已经渐行渐远）。

1. _____

2. _____

3. _____

4. _____

5. _____

如果你遇到困难，请向你信任的人寻求帮助。

列出清单后，将这十个经历从"感觉非常好"（1）到"感觉非常糟糕"（10）排序，并将它们写在下面"我的情绪温度计"上。这里有一点很重要：这个温度计是关于感觉，而不是关于事实的，所以不用担心它是否恰到好处。请记住这个提示：感觉不是事实！

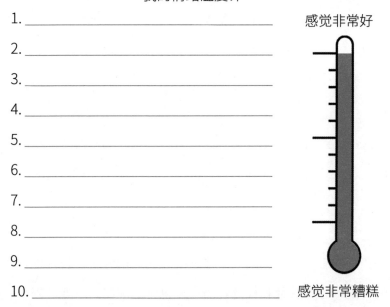

我的情绪温度计

1. _____   感觉非常好

2. _____

3. _____

4. _____

5. _____

6. _____

7. _____

8. _____

9. _____

10. _____   感觉非常糟糕

你现在拥有了一个个性化的情绪温度计，可以用来追踪自己的情绪。你可以将当前的情况与你的情绪温度计进行比较，并给出一个数字评级。例如，如果当前的情况与你之前评为 5 分的情况类似，那么你就可以给它一个 5 分的评级，以此类推。

【试一试】情绪的正念练习

找一个舒适的姿势站着。闭上眼睛，专注于自己的呼吸，持续三到四次呼吸。回想你在情绪温度计上评为 1 分的那个经历。花一些时间注意身体上的感觉，注意任何出现在你意识中的感觉——刺痛、不适、发痒等。注意你感觉到的确切位置以及它的感觉。

现在回想你评为 10 分的那个经历。再次花一些时间注意你身体上的感觉。不要担心，这个练习只是要你在回忆过去的经历（无论是好的还是糟糕的）时，留意你身体上的感觉。

● 当你"感觉不好"时，你在生理上和心理上有什么实际的反应？（例如刺痛、不适、心悸等）

_____

_____

● 当你"感觉好"时，你在生理上和心理上有什么实际的反应？（例如心跳加速、嘴角上扬等）

_____

_____

用下面的表格列出一周中每一天的情况，包括你的想法和感受，以及你的行为。这可能看起来很费事，但一旦养成习惯，填表其实只需要一两分钟。

每日情绪跟踪器

	情况	想法	身体感觉	情绪	评分 (0~10)	行动
示例	午餐时被我朋友山姆批评了	"我是个失败者，这是最好的证明"	下颌和颈部紧绷，胃里有沉重感	悲伤	4	忽略山姆的短信
周一						
周二						
周三						
周四						
周五						
周六						
周日						

尝试使用这个表格一周，看看会出现什么变化。如果你觉得有帮助，可以用这个表继续追踪你的情绪，并与他人分享。

　　进行情绪追踪的一个重要原因是，它能为你提供确凿的证据，有助于反驳"思维警长"向你灌输的苛责、评判和无益的想法。"思维警长"会说你、他人或世界在某种程度上是"坏的""荒谬的"或"毫无希望的"，并说一切消极的事物都是绝对可怕的。而情绪追踪可以帮助你放慢脚步，更清晰地看待事物，并使你的思维不再那么极端（和消极）。放慢脚步，以事实为基础进行思考，也会帮助你的情绪变得平缓（减少负面情绪的强度），这有助于你的情绪变得更好。

　　下一节，我们将更直接地探讨思维在情绪中的作用，以及如何更有效地管理它们。

运用思维

　　深入、认真且好奇地审视你的思维如何影响你，可以帮助你了解抑郁症是如何影响你的。在本节中，我们将帮助你了解一些关于思维的原则，然后为你提供一些应对棘手思维的策略。

　　在这个经常被提及的寓言中，一位强大的武士来到大师面前寻求生命的秘密。

　　"请告诉我天堂和地狱的本质。"武士问道。

　　大师平静地坐在那里，慢慢抬头看着武士，他的盔甲在阳光下闪闪发光。"我为什么要告诉你这个卑鄙、毫无价值的蝼蚁？"大师微笑着说，"是什么让你这样一个卑微蝼蚁觉得自己有资格知道这样的事情？"

武士怒火中烧，迅速地拔出剑，举过大师的头顶，准备砍下这个胆敢侮辱他的瘦弱、灰头土脸的男人。

就在武士准备将大师置于死地之前，大师指着他说："那就是地狱。"

武士放下剑，搓着颤抖的手。他无法想象，一瞬间的愤怒几乎让他要杀害一个手无寸铁的大师。泪水滴落在他精雕细刻的盔甲上。他完全意识到坐在他面前的这个人，仅仅在一瞬间，就教会他认识到自己内心冲动的极端。

"那就是天堂。"大师说。

思维，尤其是"思维警长"僵化的责备，塑造了我们对日常生活的反应。一次豪华的游轮之旅或在食堂排队吃午饭，都既可以是天堂，也可以是地狱。这取决于你的思维、你的同伴和其他因素。

盘点你的困难思维

"思维警长"对世界、他人、自己和未来的前景只有一种看法。他批判性强，批判速度快，他会给你很多理由来解释为什么事情感觉糟糕，以及这是谁的错。是这样的——我们要学会给"思维警长"的眼镜换上新镜片。

●　在下面的空白处，写下一次你相当确信你的思维在你糟糕经历中起了很大作用的体验。

_____

_____

●　你的思维如何影响你的最终感受？如果你的思维阴暗或僵化，你最终会有什么感觉？

_____

_____

【试一试】巧克力蛋糕冥想

看着时钟或秒表，在短短 30 秒内，尽量不要（一次都不要）去想浓郁的、厚实、松软的、美味的巧克力蛋糕。准备……开始！

现在，闭上眼睛。花一点时间注意你的呼吸感觉。不要去想呼吸，而是轻轻地感受它。这样做几次，然后再看你的时钟。在接下来的 30 秒内，继续注意你呼吸的感觉。如果你不经意间想到了香浓美味的巧克力蛋糕，这完全没问题。只要注意到它们，然后轻轻地把自己带回呼吸的感觉上。准备好了……开始！

你注意到了什么？哪种方式更容易控制你对巧克力蛋糕的想法？哪种方式更费力？大多数人都觉得强迫自己不去想某事

很累。他们发现，轻轻地注意自己的想法，而不是与之抗争，会好得多。正念有助于这一点——它帮助你学会不要全盘接受你所想的一切。这就是学习正念地留意和观察你的想法，而不是与之斗争。当我们练习（使用下面的技巧）时，"思维警长"的力量就会减弱。

不要过多思考，尽可能诚实和深思熟虑地完成以下句子：

●　作为朋友，我必须……

_____

_____

●　作为家庭成员，我必须总是……

_____

_____

●　作为一个好学生，我需要……

_____

_____

　　想象我们有一个可以预知未来的水晶球。想象你已经分享了你刚刚完成的句子——你作为生活中重要角色应遵守的"规则"。我们仔细看了看水晶球，发现你会不断违反这些"规则"，基本上是做了你说过你必须一直做的完全相反的事情。

● 你现在的想法是什么？如果你打破自己的规则，"思维警长"会怎么评价你？在这里写下你的想法：

_____

_____

这是你最初的关于困难的想法清单。它们可能与你的抑郁症有很大关系。

策略菜单

现在，让我们回顾一下与"思维警长"打交道的策略菜单。这就像餐厅的一个菜单。你不会每次都点上面的所有东西；你会尝试不同的东西，直到你发现你最喜欢的是什么，什么对你有效。

使用这个菜单的目的是探索甚至是玩弄你的思维——越有趣越好。与这些思维玩耍并不意味着事情不严肃，或者说事情对你来说没有痛苦或困扰。这里的玩耍并不是要轻视或嘲笑你的真实经历。相反，这是一种刻意而强大的选择，一种选择去观察你自己的经历，并从中学习，这比通过"思维警长"的镜头观察更清晰、更真实。

画抑郁症

如果你愿意，想象抑郁症坐在你附近的空椅子上。尽量生动地想象"抑郁"的样子。

● 他或她（或它）穿着什么？想象一下他的手势和语气。有多大或多小？是否有动作？在空白处里画画或写出来。

现在回顾你的困难思维清单。尽可能感受这些词语。你在想象中是如何看到它们？听到它们？触摸它们？当你把思维和词语放在椅子上并注意到它们的样子时，是否会改变它们在你心中的感受？你选择下一步该做什么的能力是变强了还是变弱了？

释放它

所有的想法和感受最终都会改变，都会过去。你可能很难时时记得这一点，但这确实是事实。尝试用你的思维进行可视化冥想。

坐直，双手舒适地放在膝盖上。轻轻闭上眼睛。在接下来的五分钟里，只需观察你的思维在你的意识中流逝。你可以用一些图像来表示思绪的徘徊和最终流逝，选择一个适合你的：

- 天空中飘过的云
- 飘过你面前的树叶
- 被雨刮器清除的雨滴
- 在阳光下飘动，然后飘散的一粒尘埃
- 河流中顺流而下的树枝
- 高速公路上驶过的车辆

在这五分钟里，你的困难思维发生了什么变化？事情有改变还是保持一成不变？对你来说，抓住这些思维对你有帮助还是有伤害？

说，说，说

当你在思考自己的人生时，"思维警长"使用的最令人震惊、最戏剧化、最强烈的词语或短语是什么？静坐片刻，让这个词语或短语在你的脑海中浮现。

● 也许是在学校别人用来形容你的一个词？也许是你给自己贴上的不太好的标签？无论它是什么，把它写在这里：

_____

_____

尽管听起来可能有些傻，但请把这个词语（或短语）连续大声重复说出来，至少持续 30 秒。在你这样做之后，这个词发生了什么变化？在你用这种方式重复它之后，它的意义发生了什么变化？你对它的刺痛感的体验发生了什么变化？这个词和你的感受之间是否产生了新的距离？

屏蔽老师的声音

想象一下，在学校课堂上，你的阴暗思维来自一位特别难缠的老师。看着这位老师站在教室前面，对着所有人喊出你的想法。"思维警长"就是那个老师——很有说服力，不是吗？

现在，想象自己转过身，不再看向"思维警长"，环顾教室四周，注意到椅子、窗户、地板、天花板；注意到你自己的身体、呼吸——总之，在注意你的想法的同时，也要注意其他一切。想象教室里的灯光变亮，然后想象它们变暗，直到完全熄灭，而"思维警长"仍在喋喋不休。这时会出现什么情况？你的体验有何变化？

思维呼吸

以平静、放松的姿势闭目静坐，在脑海中浮现一些具有挑战性的思维，并观察它们在你的意识中闪过。当它们出现时，对着这些想法慢慢地深呼吸。试着让这些思维周围有更多的呼吸空间，就像你在云朵周围创造更多的天空一样。接下来，继续以更多方式为你的思维创造更多的空间，持续一两分钟，准备好后，慢慢睁开眼睛。现在与闭上眼睛之前，这些思维周围的空间是多了还是少了？

积极技能

如果你对园艺有所了解，你就会知道，要种植出又大又美的花朵，需要堆肥来为植物提供开花所需的营养。什么是堆肥？它基本上就是垃圾——腐烂的水果、修剪草坪时剪下的草等——它能肥沃土壤。垃圾越多，花开得越好。生活中的糟糕情况也是如此。如果你愿意退后一步，深思熟虑地审视事物，你就会发现在你糟糕的情况中可能会有一些"堆肥"，可以长出有价值的东西。

活动家马拉拉·优素福扎伊（Malala Yousafzai）将一场针对她的毁灭性谋杀作为宣传妇女和女孩教育的机会，并在这个过程中赢得了诺贝尔和平奖。篮球明星迈克尔·乔丹（Michael Jordan）被他的高中球队开除后，决定更加努力地练习。游泳运动员迈克尔·菲尔普斯（Michael Phelps）认为他的多动症诊断是开始锻炼的好理由，他后来成为奥运会历史上获得奖牌最多的运动员。

你不必赢得国际奖项，也不必成为名人或超级明星运动员，也能将遇到的挫折转化为积极的东西。作为治疗师，我们见证了许多普通人将痛苦转化为积极的东西。汤姆将一段友情的结束视为加深其他友谊的机会。杰西卡将周末禁足视为可以心无旁骛创作歌曲和练习吉他的机会。伊丽莎的哥哥被诊断出患有阿斯伯格综合征，她借此机会向社区中的其他人普及这种诊断，并为此筹集资金。

让自己想起一件消极的事件、对话或近期发生的事件；不要太大，从小事或中等大小的事情开始。思考一下你的困难处境，然后问问自己：

• 尽管这令人困扰和痛苦，但如果我一周后回头来看，我能从中学到什么？一年后呢？十年后呢？

• 尽管这不是我想要的，但如果我不再与它硬碰硬，我（或其他人）会如何受益？

给"思维警长"写一封信，感谢他最近帮你渡过了一个难关。尽管他总是说着消极的话，但这种情况在某些方面是否可能也存在一定的积极意义？

_____

_____

认识你的优点

尽管有一些情绪问题，但你还有很多优点。积极心理学的出发点是，认识到我们的优点比关注所谓的弱点更为重要。我们可以充分依靠自身的优势，又或许，我们早已依靠着它度过了一次一次的困难时期。与其从我们不喜欢自己的地方入手，不如从我们喜欢的地方开始。

● 在过去，你依靠过哪些优点？

_____

_____

对于我们许多人来说，照镜子并不是一种愉快的体验——我们感觉自己不够好，希望事情能更理想，尤其是当我们透过"思维警长"的墨镜审视自己时。我们必须学会质疑"思维警长"告诉我们有关我们的外貌、情感和社交反应的信息。如果你已经感到沮丧，把注意力集中在你认为是弱点或不够好的事情上是毫无意义的。

让我们先从优点开始。我们可以把这些优点看作超能力。请标记任何你认为符合你的优点，哪怕只是稍微符合。你可能并不认同所有这些优点，但你可能会想出一些方式来展现其中的一些优点。

● 感恩和感激（至少有时，你能欣赏这个世界所提供的东西。）

● 勇敢（寻求帮助，即使只是拿起这本书，都是勇敢的体现。）

● 创造力（创造力可以有多种表现形式，例如，从视觉艺术到表演艺术，再到你解决问题的方式。用创造性的思维思考自己的创造力！）

- 好奇心（不仅仅包括对学校学习的好奇心，也可以指对体育、艺术、自然甚至其他人的学习。）

- 宽容（不仅仅是针对他人。你能宽恕自己吗？）

- 希望（对于抑郁症患者来说，这是一个难题。但如果你正在通过这本书、与治疗师一起或独自努力克服抑郁，那么你内心一定充满了希望。）

- 谦逊和谦虚（这不同于自贬身价。）

- 幽默和活泼（这在抑郁症患者中也很难做到，但幽默可以来自黑暗的地方。）

- 正义（你相信在不公平的世界中创造公平吗？）

- 善良（你是否曾给予或接受过善意？）

- 领导力（这个优势也包括自我领导力。）

- 思维开放（你能接受新观念、新朋友和新思想吗？）

- 毅力（坚持上学、坚持治疗、坚持友谊或坚持学习都是毅力的例子。而当你沮丧时，大部分日子里你能从床上起来就已经是毅力的有力证明。）

- 远见和智慧（是的，即使是年轻人也可以拥有远见和智慧，尤其是当他们克服了挑战之后！）

- 社交智慧（理解他人的情感和具有同理心都是例子。）

- 灵性（作为一种看待世界的方式，灵性不仅局限于正式的宗教实践。）

● 你认为其中哪些是你最大的优点？为什么呢？

_____

_____

● 在你的生活中，什么时候依靠过这些优点？

_____

_____

接纳

任何一个在抑郁情绪中挣扎的人都毫无疑问地同意，这些感受有时似乎难以忍受。研究甚至表明，情绪低落对大脑的影响与人们在身体疼痛时大脑所受的影响相似。简而言之，抑郁会伤人。

我们喜欢跟客户说，抑郁症就像一场前方即将到来的坏天气，有时甚至是非常糟糕的天气。对于被风暴摧残的人来说，这似乎永远不会结束，乌云笼罩一切，晴空似乎永远不会再出现。

培养"接纳"的能力有助于度过这些风暴，并在其中找到宁静之地——风暴的中心。这些技能可以帮助你在糟糕的天气降临时变得更有韧性。

但要注意，在这里我们并不是说你应该放弃，或默默忍受。诀窍在于不要与情绪打一场无法取胜的仗，也不要试图在它们到来时控制和排斥它们。你能对抗暴风雨吗？不能，但你可以得到一件合身的优质外套，可以保护你免受暴风雨侵袭。你需要采取行动来帮助自己，虽然这本书不能让你采取行动，但它可以帮助你找出最适合你的行动。

我们鼓励你认识到甚至感受到情绪风暴的本质，但不要用"思维警长"的想法来助长它们，而是要忙于应对，尽管情绪"天气"恶劣，也要去做对你而言重要的事情。

【试一试】湖泊冥想

下面的冥想可以帮助你保持平静，就像湖底那样平静。在抑郁症常见的情绪风暴来临之前、期间和之后，这都是一个有用的工具。它可以在几乎任何姿势下进行，尽管你可能会发现躺着冥想最有帮助，如果在身体下垫个垫子就更好了。

花点时间，将注意力集中在身体与脚下的柔软接触的感觉上。

现在想象一个湖泊。也许这是你曾经待过的地方，或者你可能在照片中见过。想象一下水静静地躺在大地上，就像你躺在垫子上一样。

想象一下湖面，想象它随着时间或季节而改变——早晨雾气升腾时它是静谧的，有着美丽的倒影，或者下午可能有些涟漪。虽然湖面可能会变化，但在湖底深处，水是平静的。

随着天气的变化，湖面可能也会发生变化。成千上万的雨滴可能打在湖面上，或者阳光可能温暖最上面的几十厘米，风可能在湖面上掀起波浪。然而，在湖底更深处，依然是宁静的。

季节更迭，湖面也会随之变化。一天的倒影可能是夏天的天空和云彩，然后很快金黄的叶子落在湖面上，树木反射出明亮的秋色，取代了夏季的绿色。随着冬天的临近，湖面可能会反映出黯淡的周围环境，直到最后结冰，然后覆盖冰雪。即使春天来临，冰雪开始融化，天空变得明亮，但在这一切中，湖底仍然是静谧的、安详的、平静的。

虽然外部世界可能随着时间和你遇到的情况而改变，但这些都不需要打扰内心深处的宁静、平和和安宁。你能找到自己内心深处的静谧，让自己在那里休息，缓解焦虑和烦恼吗？

借用湖泊的智慧，接下来的几分钟里，带着力量和宁静躺下，穿过周围和内心升起的一切。

动力

当"思维警长"出现时，你很难有精力去激励自己，甚至连每天起床做一些基本的事情都很困难。由于"思维警长"束缚我们，我们会对自己感到更加失望，更加筋疲力尽。这是抑郁症恶性循环的一部分。

SMART 目标

拖延和缺乏动力可能是抑郁症造成的更大问题。有一些好的方法可以帮助你保持动力，完成需要完成的事情，其中一种方法就是广泛使用的 SMART 系统，它可以帮助你实现目标。

无论是为了做作业、约会还是维护心理健康，SMART 目标都应该是具体的、可量化的、行动导向的、可实现的和与具体时间有关的。让我们想象一下，你即将要完成一篇重要的历史研究论文。

具体（Specific）：

不要说：我会停止拖延。

而是说：我要开始为我的论文做笔记了。

可量化（Measurable）：

不要说：我会完成社会研究的工作。

而是说：我会对三本书做笔记。

行动导向（Action oriented）：

不要说：我马上就开始写。

而是说：我会去图书馆并找到我需要的书，然后做笔记，之后再列大纲……

可实现的（Realistic）：

不要说：我会使用十五个资料来源，写二十五页，并进行一次考古挖掘，挖出南北战争战场的历史文物。

而是说：我会尽力进行这篇论文的研究。

明确具体时间的（Time related）：

不要说：我会在一个晚上把整篇论文写出来——因为我很擅长临时抱佛脚。

而是说：我会把这件事分解成几个部分，每天做一点。今天放学后，我会去图书馆取书并开始做笔记。

想一想你在哪些事情上很难获得动力。写下可以帮助你的SMART目标：

具体：_____

可量化：_____

行动导向：_____

可实现的：_____

明确具体时间的：_____

不受时间束缚的机器

你听说过能带你到过去或未来的时间机器；现在，请想象你正在进入一台不受时间束缚的机器。这台机器不会让你沿着时间线向前或向后移动，而是完全抹去时间，只剩下当下的瞬间。它会给你展示你每天做的事情，那些让你觉得如此享受和全神贯注，以至于忘记时间存在的事情。

那会是怎样的感觉呢？对于米奇来说，这些不受时间束缚的事情包括写作、与孩子们玩耍、冥想、锻炼，以及和妻子出去吃晚餐。对于克里斯来说，则是旅行、徒步、烹饪和陪伴他的宝宝。

无论你是在与人交流还是独自一人，无论你是在学校、家里还是其他地方，当你做这些事情时，时间会消失，你会全神贯注地投入其中。即使近来你的精力不是特别充沛，你也还是会乐意去做这些事。一旦你开始做这些事情，"思维警长"会安静下来，或者至少你不会听到他的声音。在这里列举其中的几项活动：

_____

_____

健康选择

我们几乎不需要告诉你，抑郁是令人不愉快的，它让人身心俱疲。为了摆脱这些感觉，我们自然会试图通过转移注意力或逃避来改变我们的感受。通常，这些方法在短期内会有所帮助，但随着时间的推移，情况可能会变得更糟——这些方法就像在流沙中挣扎，最终会让我们陷得更深。一旦我们养成了某些习惯，比如饮酒、使用药物、自残或发泄情感，就很难改掉了。

你可能也意识到，应对抑郁有健康和不健康的方式。你是否在自己身上发现了其中的一些？可以在空白处添加你自己发现的其他方式。

通常健康的方式	通常不健康的方式	适度的方式
● 烹饪 ● 做手工 ● 舞蹈 ● 绘画 ● 运动 ● 融入大自然 ● 梳妆 ● 听音乐 ● 看艺术作品 ● 弹奏音乐 ● 阅读 ● 学习 ● 淋浴或泡澡 ● 谈论自己的烦恼	● 逃避社交场合 ● 狂吃垃圾食品 ● 指责他人 ● 自责 ● 自残 ● 饮酒 ● 使用药物 ● 自我孤立 ● 逃避你关心的活动 ● 逃课或逃学 ● 吸烟 ● 将自己的感受发泄到他人身上，无论是身体层面还是情感层面	● 可口的食物 ● 午睡 ● 上网，包括玩社交媒体 ● 看电视或电影 ● 宅在家 ● 将难受情绪向他人倾诉 _____ _____

续表

通常健康的方式	通常不健康的方式	适度的方式
● 和朋友家人待在一起 ● 和宠物待在一起 ● 做志愿者 ● 写作 _____ _____	● 远离人群 _____ _____	

● 你有时会做出哪些健康的选择?

_____

_____

● 你有时会做出哪些不健康的选择? 如果你不习惯把这些写下来,可以在脑海中列出一个清单。

_____

_____

● 下周你可以选择哪些健康或适度的方式?

_____

_____

现在,将它们圈在日历上或设置提醒!

大多数人都能在每一栏中找到几条。这项练习并不是让你一直保持完美，而是试图让你在"健康"那一栏中找到更多有用的内容。通过使用本书，你也可以开始了解在哪些情况下这些方法对你最有帮助。

感激

积极心理学的研究表明，经常感恩的人可以提升情绪，减少焦虑，并且在人际关系中更快乐。这种影响不仅体现在当下，也延续到未来。最近一项针对 700 名 10~14 岁儿童的研究发现，更懂得感恩的孩子，其生活满意度提高了 15%，抑郁降低了 15%。他们的幸福感和希望感得到了显著提升，他们因为作弊、使用药物或因在学校的行为而被留校考察的可能性也降低了。

正念导师般若法师（Thich Nhat Hanh）常常谈到"没有牙痛"的概念。他描述说，在生活中，人们很容易忘记我们大部分时间都没有牙痛，但当我们一旦有牙痛，却很难忘记。所以他建议记住这点，并享受"没有牙痛"的时刻。更重要的是，我们不仅要意识到生活中有积极的事物，还要意识到消极事物的消失。

感恩不仅仅是一种让人感觉良好的方法。它是一种坚实的改善情绪和提升幸福感的策略，它直接对抗"思维警长"惯有的"一切都糟糕透了"的态度。要在日常生活中培养感恩之心，可以试试写感恩日记。

每晚临睡前花几分钟回答以下一个或多个问题，至少写下一两句回答这个简单的问题：今天发生了什么好事？我们建议更进一步，在较长的时间段内问问自己，这周有哪些事情进展顺利？只需简单记录生活中每天发生的一两件事情即可。现在就来尝试写第一篇感恩日记吧，想想今天发生了什么好事呢。

_____

_____

你还可以回答以下这些问题：

• 描述过去一年中有意义的经历。解释它们的特别之处以及你对此心存感激的原因。

• 写下曾经有人为你不顾一切做的事情。当时你是什么感受？现在又是什么感觉？

• 写下你为别人做过的一件特别有帮助的事情。当时你是什么感受？现在又是什么感觉？

• 你最欣赏你最好的朋友的哪一点？

• 你最好的朋友最喜欢你什么？

• 你最喜欢做什么？它给你带来什么感觉？你如何描述它对你的意义？

• 今天有什么事情让你微笑了（哪怕只是一瞬间）？

沉沦还是进取？

在本章中，我们讨论了抑郁和"思维警长"在心理上表现出来的一些方式。我们还介绍了不同的策略和活动，可以改变你与想法和情感的关系。

从本章"关于抑郁是如何影响你的情绪，以至于你不愿参与日常活动的"中，你学到了什么？

_____

_____

本章中的哪些具体策略或想法可能会帮助你提升情绪，有利于你与他人的互动？

_____

_____

在接下来的 24 小时里，你愿意使用哪一种策略、想法或工具？写在这里，并承诺一定会坚持这样做下去。

_____

_____

CHAPTER 5

从社会视角认识抑郁症

你独自做的梦只是梦。

你们一起做的梦则是现实。

—— 小野洋子

还记得第 3 章中克里斯的病人吗？她说吃东西和与人相处是一种重要的药物，虽然她并不总是喜欢，但她知道如果她服用了，她会感觉好些。

在这最后一章中，我们想从社会视角谈谈抑郁症，以及社会视角中的抑郁康复的指标——你与他人的关系，以及你和自己的关系。有些部分将涵盖正念和积极心理学。其他练习将侧重于与人交往的技巧，以及寻求联系并重新融入这个世界。

与他人联系

对于任何与抑郁症做斗争的人来说，与他人联系可能是你的待办事项中最不重要的一项。"思维警长"很快会告诉你，其他人——即使是亲近的朋友和家人——也不值得你这样做。这会让你感觉几乎不可能拖着自己出门去见其他人，甚至不愿拿起电话聊天。

尽管"思维警长"是在试图保护你的安全，不让你的情绪变得更糟糕，但他没有意识到这会让你的社交圈子变小，也会让你更加抑郁。我们的大脑是为了与他人建立联系而构建的——我们天生就是社交动物。当我们孤立自己时，会阻碍我们的大脑获得摆脱抑郁所需的神经化学"能量"。

- 在你的朋友或家人圈子里，列出一些知道你患有抑郁症，并在困难时可以向他们寻求帮助的人。

  _____

  _____

- 列出一些能让你变得更好的人，无论你是否与他（她）谈论过你的抑郁症（可以考虑朋友、队友、与你一起参加活动的人、亲戚、家人、老师、治疗师和其他重要导师）。

  _____

  _____

● 列出一些能在你陷入困境、痛苦或不知所措时提醒你使用正念和积极心理学技巧的人。

_____

_____

　　我们选择与之相处的人，对我们如何看待自己和世界的态度，以及对我们的行为都有巨大影响。这个概念很简单。情绪就像病毒一样具有传染性。如果你周围都是消极的人，这是个坏消息，但如果你和积极的人在一起，这就是好消息。

● 你最常与哪五个人相处？

_____

_____

● 他们有着怎样的世界观？

_____

_____

● 这些人给你的感觉到底如何？闭上眼睛，想象一下他们。当你想象每一个人时，注意你身体和大脑的感觉，并把它写下来。

_____

● 你认为他们对你和你的抑郁症有何影响？

_____

_____

　　当你积极向上时，人们通常愿意和你在一起，但要保持积极向上并不容易。我们都记得自己在青少年时期也是如此，和许多同龄人围绕着消极的事情建立联系，比如抱怨老师、批评无聊的乐队，或者吐槽某个节目或游戏很愚蠢。基本上，抱怨要比冒险、表现脆弱并谈论自己真正喜欢的人或事要容易得多。当你情绪低落时，这可能是一种特别诱人的与他人建立联系的方式，但从长远来看，你最终会被更多的负面情绪所包围。

　　"思维警长"是一个天生的憎恶者，他的沟通方式总是如此消极。苦难喜欢同伴，但我们鼓励你记住要多与积极的事物建立联系。

● 你可以与谁谈论你喜欢的事情，而不仅仅只谈论你讨厌的事情？

_____

_____

● 列出你生活中一些积极的人，包括朋友、同学、队友、亲戚，以及支持你的其他成年人（例如老师、辅导员），你还可以想想那些你不是很亲近但想花更多时间与之相处的人。

_____

_____

● 下周你可以联系这些人中的哪些人？

_____

_____

善待自己

重要的是，不仅要考虑你和谁在一起，以及这会如何影响你的情绪，还要考虑你如何对待自己。"思维警长"的声音很强烈，尤其是面对挫折时。他非常喜欢责怪你或他人，这两种情况都会让你感到无助，让自己感觉更糟糕。但你并不是无助的，即使在困难的情况下，你也有能力采取行动。当你被情绪压倒时，很容易相信"思维警长"和他的指责游戏。

在下面的练习中，请阅读给出的例子，然后尝试在其他场景中纠正"思维警长"的消极情绪。

自责： 我没有通过考试，因为我很笨。

责备别人： 我考试不及格是因为老师是个混蛋。

采取行动： 这是一个艰难的考试。也许下次我可以和老师或其他人谈谈不同的学习方式。

自责：我永远也不会在舞会上找到舞伴，因为我是一个丑陋的失败者。

责怪别人：这所学校的每个人都太自以为是了，而且跳舞本来就很蠢。

采取行动：_____

自责：我们输掉比赛是因为我。

指责他人：裁判完全不公平，明明偏袒对方。

采取行动：_____

自责：我居然没通过驾驶考试，我真是个白痴。

责怪别人：我反正也不想要驾照，考官又是个混蛋。

采取行动：_____

自责：我总是拖延。我还有10页试卷要在明早之前写完！

责怪他人：愚蠢的老师布置这么多作业，害我上学迟到了。

采取行动：_____

自责：我的抑郁症使我无法工作和社交。

责备别人：别人拖了我后腿，让我郁郁寡欢。

采取行动：_____

"思维警长"的声音可能很恶毒。他会隐藏不能证明他观点的证据，只向你展示事情的一面。他会让你觉得他说的都是真的。我们建议你做一件一开始可能看起来有些奇怪的事情——花点时间听他说话，同时也要听听你自己真实而又富有同情心的声音。

【试一试】对自己富有同情心地说话

找一个舒适、可以维持很久的姿势，闭上眼睛。现在，请回忆一下最近"思维警长"对你发火的时刻。可能只是一件小事，比如你后悔自己说过的某句话、做过的某件事，但他因此责怪了你。或者想想你自己不太喜欢自己的一些品质或特点，如：我需要更多的自信；我吃得太多了；我做作业经常拖延。

如果这让你感到痛苦，痛苦到你只能关注到这一点了。你可以对自己说："哇，这很痛苦"，你也可以使用其他适合自己的词。

这个声音的目的是什么？在伤害和痛苦之下，它是否试图以某种方式帮助你？它是否也是希望你好，即使它试图帮助的方式并不实用？如果你能意识到这一点，也许可以感谢这个声音。如果不能，就继续标记这种痛苦，但也许你可以用一两只手捂住自己的心。

有时"思维警长"会安静下来或退到一边，但情况并不总是如此。如果他真的靠边站了，看看你是否能听到另一个更富有同情心的声音。有时候它听起来甚至不像声音，而只是一种温暖的感觉。这个声音想和你分享什么？它可能是你会对受苦的朋友说的话：尽管犯了错，你仍然很好，从长远来看，你还可能因此变得更坚强。你也可以说一些其他让自己感觉很好的话。

再次注意你的身心感受。

你甚至可以做一个简短版本的自我同情练习，每隔一段时间就仔细检查一下自己，就像上述练习的中间部分一样，然后问自己：我还能感知到一些别的什么吗？你不仅要注意糟糕的感觉和想法，还要注意可能存在的其他东西。

所以，现在就安静下来，深呼吸，问问自己，除了抑郁症，除了"思维警长"，我的内心深处还住着些什么？

【试一试】善意的愿望练习

很多时候，我们觉得自己不值得有任何好事，特别是当我们情绪低落的时候。但只有当我们开始希望情况好转时，我们才能感觉更好。我们并不建议空洞地肯定自己，比如"我很开心"或"我很安全"，尤其是如果你不相信它们的话。但也许你可以为自己许下愿望："希望我快乐"或"希望我平安"。研究表明，提出这样的愿望是有效的，实际上能帮助你感觉更好，而那些空洞的肯定说词实际上可能会让你感觉更糟。

当我们为自己许下善意的愿望时，我们就在培养自我同情的能力，使怜悯的声音比"思维警长"的声音更响亮。但有时为自己许下充满期许的愿望可能很难，那么，你可以从你身边的其他人身上开始尝试，这也许会有所帮助。当我们为他人许下友善的愿望时，我们会敞开心扉，在这个过程中我们的感觉变得更好。

试着提出一些善意的愿望，看看在许愿前、许愿时和许愿后你的感觉如何。你可以把这些写在日记或其他地方，或者只是在脑海中默念。先从简单的愿望开始：

• 你对自己关心的人有什么愿望？

• 关心你的人可能会对你许下什么愿望（可以是朋友、家人，治疗师或其他成年人）？

• 你对自己有什么愿望？

现在看看为世界上其他人许一些愿望是什么感觉：

• 为一个你不熟悉的人许一个愿望。

• 为一个你讨厌的人许一个愿望。

这样很难吗？你认为这可能意味着什么？做完这个练习后，你感觉如何？

社交媒体

越来越多的青少年和成年人将他们的社交生活放到了网上。随时与朋友和熟人保持联系固然是一件好事，但也可能会让我们感到无所适从，因为我们总是在不断地进行比较。在作者的学生年代，我们只需要在学校里保持良好的形象和行为举止。而现在，许多年轻人感觉他们必须在线上和线下都保持良好的形象和行为举止。这可真是费心费力。我们从孩子那里亲耳听到（我们也亲身体验过）使用社交媒体的压力。虽然有研究表明在社交媒体上花费时间会降低自尊心，但我们不会建议你远离它。我们会建议你明智地、谨慎地使用它。

有一项有趣研究很少被提及，那就是，看别人的社交媒体往往会让人感觉自己更糟糕或不足，但看自己的社交媒体实际上会让你感觉更好。这是因为当我们将自己的内在与其他人的外在进行比较时，通常会感觉更糟糕。所以，下次你在使用社交媒体时，花些时间看看自己的动态，看看自己的照片，不要考虑其他人，看看这样做会让你有什么样的感受。

深呼吸（你可以运用你在第 2 章中学到的 7-11 呼吸），让思绪平静下来。现在拿起你的手机或平板电脑，握在手中。注意下握着它的触感。花点时间点击图标，查看你的社交媒体。打开你最喜欢的应用软件。

不要去看别人的动态（这有点难，对吧？），只是点击并查看自己的个人资料和动态几分钟。

● 你注意到了什么样的事情？

_____

_____

● 做完这些之后，你感觉如何？

_____

_____

做出改变

圣雄甘地曾说："做你希望看到的改变。"鉴于此，积极心理学中一些权威的研究指出，帮助他人是提升自己情绪的最佳途径之一。当我们帮助他人时，我们会对自己感觉更好。我们感觉自己很重要，可以改变世界。抑郁症最糟糕的部分之一是感觉自己不重要，但实际上你很重要。

很多青少年会觉得自己很难开始社区服务，主要是不知道从哪里开始，或者不觉得自己有什么可以帮助别人的。你可以上网搜索或与成年人交谈：也许你的学校或社区有服务协调员，或者你的父母或他们的朋友（甚至是你朋友的父母）有一些建议或机会可以给你。这并不一定是无聊的；你可以与欣赏你的人分享你的激情和才华，谁知道呢，你可能会交到新朋友，甚至在此过程中找到一份真正的工作！

以下这几条建议供你参考：

• 你喜欢去户外吗？你是沙滩迷吗？

自己或与朋友一起组织一次沙滩或公园清理活动。

• 你喜欢与人交往并在此过程中具有创造力，但缺少观众吗？

与老年人或残障人士一起工作。为他们唱歌，给他们讲故事，向他们展示你的艺术品，或教他们计算机技能。

• 你是热爱美食，还是热爱烹饪？

通过烹饪美食为无家可归者提供食物，或为难以外出的人送餐。

• 你是一位有才华的视觉艺术家吗？

看看是否可以在你的城镇某处创建一幅涂鸦作品（请确保自己得到

了在墙上创作的许可），或在当地的咖啡店、社区中心或老年中心举办艺术展览。

- 你在学校表现良好，甚至非常棒吗？你喜欢和孩子们在一起吗？

课余时间教导和辅导年幼的孩子。许多学校和组织都有这样的机会。

- 你喜欢体育运动并喜欢和孩子们相处吗？

了解如何成为青少年联赛的助理教练或裁判员。

- 你喜欢动物吗？爱狗还是爱猫呢？

在动物收容所做义工。

- 你喜欢安静的空间、免费的书籍和电影吗？

向当地图书馆申请志愿服务。

- 你是时尚达人吗？

与朋友一起为有需要的人组织一次义务捐赠活动，或收集你不再穿的衣服，腾出衣橱空间的感觉一定非常棒。

- 你喜欢大团体，甚至喜欢跟别人讲解该怎么做吗？

加入或帮助学校、青年团体或你所属的任何其他组织开展服务日活动。

- 你关注抑郁症或心理健康吗？

参加与抑郁症或其他问题作斗争的年轻人互助小组。如果你年龄足够大，也可以考虑从事热线工作。

- 你喜欢这本书吗？

教人正念的技巧！

● 你还能想到其他什么吗？请写在这里：

_____

_____

_____

_____

积极规划

抑郁症的很大一部分表现为退缩、逃避，或以某种方式不去做让自己感觉更好的事情。正如我们在本书的开头说到的那样，抑郁症很糟糕，它会让你失去追求快乐的欲望。在本书的这一部分，希望你已经看到，做我们推荐的一些活动和练习，而不是听从"思维警长"的建议，这样更能帮助你改善情绪。在这里，我们将探讨如何忽略"思维警长"的命令，选择做一些具体事情来激发积极情绪。

如果在短时间内，事情没有发生质的改变，也请你不要感到惊讶。情绪确实会改变，但可能需要时间，所以请坚持下去！

感觉更好的宾果游戏

这里有一个宾果游戏，你可以现在或以后和朋友一起玩。

规则很简单。你只要看着下面的卡片，选择至少 5 个方格或积极活动来做，就赢了。可以使用第 4 章中的情绪温度计，通过测量你在这些活动前后的感觉，来记录你的情绪变化。诀窍是要看你是否能够能找到五个活动，使你在卡片上能得到一个 BINGO。如果你喜欢挑战，试着在朋友做到之前先完成 BINGO，或者看看能否在一天内完成所有五个活动。我们相信你会成功的。让自己动起来，做点什么，投入其中，注意自己的感受。看看"思维警长"说的话是否真的正确。

B	I	N	G	O
听音乐	看有趣的老照片	运动	去户外散步	为他人做一些有益的事情
读一些有趣的书，并与其他人聊一聊书中的内容	与人玩棋盘游戏 / 电子游戏	洗个热水澡	按摩	在书店闲逛
给朋友打电话或发消息	吃最喜欢的甜品或烹饪美食	自由（正念一会儿）	写一封感谢信或感谢邮件	看一部很酷的电影
换一套新衣服	做一些有创意的事情	修东西	闻带香味或让人舒缓气味的物品	在商场内逛街散步
讲笑话或听喜剧	拿出你最喜欢的玩具	跟别人开个有趣的玩笑	讲述过去发生的重大事情	看喜欢的节目

●   在进行这些活动之前，你注意到自己的情绪如何？

_____

_____

● 做完这些后你感觉如何，"思维警长"有什么反应？

_____

_____

激励自己积极向上

对许多人来说，与抑郁症作斗争就像一场艰苦的战斗。就好像他们在与一种具有难以置信的巨大动力的东西作斗争。米奇的祖父喜欢引用一些诙谐幽默的谚语，其中一句就很适用于这种情况。他曾经说过：有些事情很难停下来——就像试图用唾沫来阻止熔岩流动一样。抑郁看起来也是如此——具有熔岩流般的惯性。幸运的是，这本书为你提供了比往熔岩上吐唾沫更有效的方法来战胜抑郁。

想象一整天和这样一个人一起去参观博物馆。在公交车上，他懒洋洋地坐着，似乎并不在意他那散乱的背包，用过的花花绿绿的糖纸和未知的杂物都洒到你的包上。他根本不和你进行眼神交流。如果你问他什么，他要么嘟囔着"我不知道"，要么根本不回答。他的衣服皱巴巴的，还有点脏。每当有人表现出任何热情或似乎玩得很开心时，他就会做出愤怒的表情或叹气。

问问自己：和这样的人待在一起一整天后，你会有什么真实的感受？如果你能为下一次班级旅行选择一个伙伴，你还会选择他吗？

当人们向世界展示抑郁的外表时，它可能会传染给其他人，你猜猜怎么着？他们最终会变得更加孤立，感觉更加糟糕。尽管消极的势头很猛，甚至"思维警长"可能会让你放弃，但要摆脱抑郁情绪和行为模式的一个重要方法就是练习积极性，尤其是在你不想这么做的时候。

你可能听说过"假装去做，直到做到"这句话。我们并不是建议你一直假装快乐——这样你最终只会感觉更糟。我们要说的是，无论"思维警长"对你说什么，你都有能力选择做任何事情。

一项令人惊讶的研究表明，动机往往出现在行动之后，而不是之前。从根本上说，你可能不得不开始做一些简单的事情，比如训练、与新朋友聊天或做抑郁练习。那么，面对抑郁缺乏动力的情况下，你该如何练习积极性呢？

【试一试】帮自己一个忙 FAVOR 练习

先独自练习，现在就练习，用正念意识体会每个步骤的感受。

●Face 充满活力、富有表现力的面容：这包括与人进行眼神交流，确保你的表情是愉快的，至少不是痛苦或愤怒的。

●Alert 保持警觉和挺拔的姿势：端坐并向自己和他人发出信号，表明自己投入、感兴趣、自信并乐于接受。

●Voice 积极愉快的语调：这并不是指你去装腔作势。你是在用充满兴趣的、投入的方式说话，因为你想给别人留下好印象。

●Optimistic 乐观的谈话：这意味着你会让"思维警长"的消极观点一闪而过，而不是立即抓住并与他人分享。

●Responsive 响应性：在这里是指当他人发表评论、提出要求，或以某种方式向你发出需要回应的信号时，尽量尝试接受这些信号。

把自己最好的一面展现出来并非易事。尤其是当"思维警长"在大声唠叨时，或者当你的情绪阴暗难测时。但是，尽管你内心正在发生着什么，这些技能都是可以练习和培养的。试试看吧，以下是一些练习建议：

• 对着镜子试一试上述的 FAVOR 练习。注意"思维警长"可能会在内心疯狂地评判或嘲笑你，但请继续向前，把这些行为像穿新衣服一样尝试着展现出来。

• 从你的社交圈中选择一位信任和支持你的人，尝试和他进行角色扮演。先扮演典型的自己，然后再尝试扮演前文中与你一同参观博物馆的人，最后展现用 FAVOR 练习的自己。就每个角色征求诚实反馈，并讨论与不同角色互动的感受。

• 写下你以最佳状态展现自己的方式（比如，你主动承担困难的事情，或主动在事不关己的情况下帮助他人）。选择其中一种或多种行为，在某一天有意识地用 FAVOR 练习替换。用一天的时间来尝试这些替代行为，并观察人们反应是否有所不同，哪怕是很小的不同。这一步至关重要。你可能会因为接受了"思维警长"对你的阴暗消极看法，而错失来自他人的积极反馈和信号。如果你努力寻找人们反馈中的迹象，你可能会有意想不到的收获。

• 采取 FAVOR 的积极态度和方法对待每一个人——老师、食堂员工、收银员、售货员、教师等。你可能会有不同的感受，人们可能会对你作出不同的回应。关键不是假装积极，而是展现出最好的自己，已经存在于你内心的真实自己。

● 描述一下人们对你 FAVOR 练习反应的迹象，或者你对抗"思维警长"时所努力练习的巧妙回应。

_____

_____

人际交往的力量：自信与效率

从本质上讲，自信是以诚实、尊重和直率的方式为自己说话，并追求对自己重要的东西的技能。

自信有如下好处：

- 赢得他人的尊重
- 让你更有可能得到你想要的东西
- 帮助你避免棘手的、可能伤害你的情况
- 有助于防止不好的事情变得更糟
- 将他人吸引到你身边
- 建立自信和自尊

戴着一副阴沉、压抑的深色眼镜，"思维警长"喜欢告诉你要么放弃挑战（消极被动），要么用力过猛（咄咄逼人）。他可能觉得很难让你达到最佳自信点，但以下建议可以帮助你学会更加自信：

● 运用正念。抓住自己会说"我不知道""我不在乎""随你怎么想"的时候，尝试用"我认为""我更愿意""我现在不知道，给我点时间考虑一下"等来替换。

● 当你提出请求时，请站直身体，与对方进行眼神交流，并使用清晰、直接和礼貌的声音。

● 在非私人的环境中练习，例如与商店员工、电话客服或餐厅员工互动。

● 要让别人知道你的想法和感受，可以用"我感觉到……"或"我认为这很重要"来开头。

● 观察那些非常自信的人。他们是如何说话、走路和行动的？试着模仿他们的行为。

● 如果你有打断别人说话的习惯，那就道歉（"哦，对不起，我打断你了……"），然后请他们继续说。注意他们的反应。

● 询问他人意见，并充分听取他们的意见。注意他们是如何回应你的。

● 永远不要因为他人的想法和观点而贬低他们。告诉他们你同意或不同意，或者简单地说"我认为我们的看法不同"。

要想保持积极的心态，抵制"思维警长"而使自己远离抑郁，就要运用本章中所介绍的策略，与自己和他人建立积极的关系。我们知道，本书的大部分内容都是关于行动的。当你抑郁的时候，采取行动是很困难的。但是，你很难通过思考来获得新的感受。有时候，你必须走出去，用行动来实现你自己想要的新生活。

沉沦还是进取？

本章告诉你如何在生活中做出选择，选择能给你的生活带来更多有积极想法的人和更多积极性的行为，并重置消极和抑郁的循环。交友和保持友谊不是单方面努力就可以完成的，摆脱不健康的关系也并非易事。但你可能已经意识到，自己并不像想象中那么孤独。这可能是足够好的继续努力的理由，即使"思维警长"有着不同的建议。

● 你从本章中学到了什么？抑郁症是如何让你感到沮丧并从
   日常生活中退缩的？

   _____

   _____

● 本章中的具体策略和想法能否帮助你提升情绪，从而有利
   于和其他人相处或参与社交活动？

   _____

   _____

● 在接下来的 24 小时内，你想使用哪些策略、想法和工具？
   在此写下并承诺。

   _____

   _____

总结

如果你正在阅读这部分（希望你不是那种直接翻到最后的人！），你已经走了很长一段路了。你学会了许多处理抑郁症（以及避开"思维警长"）的技能、策略和方法。你已经为你生活的主要方面——身体、心理和社交功能——找到了工具。我们希望，你不仅学到了一些正念和积极心理学的技能，更重要的是，你也学会了相信自己拥有联结生活点滴时刻、灵活应对，以及富有创造性和目的性地行事的能力。正是你自己的选择和力量，真正使你能够摆脱抑郁，走向人生中的美好前景。

能够成为你的向导是我们的荣幸。在这次旅程即将结束、开始下一个旅程之前，我们想建议你做最后一个练习。这是一个要保留和随身"携带"的练习。每当你需要提醒自己在本书中学到的一切时，就把这个练习拿出来。每当你需要健康的正念时，都可以使用它。

【试一试】向内、向上、向外

最后练习时，请舒适地坐下，闭上眼睛。轻松正常地呼吸。

花一两分钟静下心来，慢慢地、默默地对自己重复以下内容：

"我可以

善待我的身体……

轻松地对待我的想法……

摆脱情绪风暴……

向他人伸出援手……

以便我能够……

感受到平静……

力量……

和幸福……

并愿所有遭受痛苦的人都能感同身受。"

在付出了这么多的努力后，我们祝愿你拥有平静和幸福。

——克里斯和米奇

致谢

任何一本书，都是很多幕后人员一起努力才得以出版。所以，有很多人值得我们感谢。我们非常感激那些被我们称之为老师和导师的所有人——无论我们与他们是相识还是相知——他们引领我们获得了写作这本书的知识和动力。我们非常感谢以下人士的教诲：马丁·塞利格曼（Martin Seligman）和克里斯托弗·彼得森（Christopher Peterson）（他们的工作启发了我们制作超能力清单）；乔·卡巴金（Jon Kabat-Zinn）（他的工作启发了湖泊冥想）；朵琳·芙秋（Doreen Virtue）（她的《不断渴望 A - Z》是本书有关健康和情绪化饮食图表的基础）；斯蒂文·海斯（Steven Hayes）、柯克·斯特罗萨尔（Kirk Strosahl）和凯利·威尔逊（Kelly Wilson）（他们的工作启发了第一章可视化练习中的"隐喻"和第四章"说，说，说"策略）；苏珊·M.奥尔西洛（Susan M. Orsillo）和丽沙贝丝·罗默（Lizabeth Roemer）（他们带领我们去做"溪流上的漂浮树叶"冥想练习的实践）；以及约瑟夫·戈德斯坦（Joseph Goldstein）、杰克·康菲尔德（Jack Kornfield）、克里斯·杰默（Chris Germer）、以利沙·戈德斯坦（Elisha Goldstein）（他们和鲍勃·斯塔尔在正念减压疗法中的工作让"STOP"技术流行起来）、艾米·萨尔茨曼（Amy Saltzman）、苏珊·葛凌兰（Susan Greenland）和鲁珀特·斯皮拉（Rupert Spira）等。

我们同样感激曼维尔学校和贝克法官儿童中心的同事们,唐纳德·科尔博士以及冥想与心理治疗研究所和正念教育网络的成员们,是他们启发并支持了我们在这个项目上的工作。特别感谢武顺(Dzung Vo)和马克·伯廷(Mark Bertin)对前面章节的审阅并提供有益反馈,感谢为瑜伽练习提供建议的阿什利·西特金(Ashley Sitkin)。

感谢杰斯·奥布莱恩(Jess O'Brien)和尼古拉·斯基德莫尔(Nicola Skidmore),我们的编辑,以及 New Harbinger 出版社的许多其他人,还有卡伦·施德尔(Karen Schader),我们的校对编辑,你们的支持、体贴和指导在这些书页中清晰地体现出来。能与你们密切合作,是一次令人惊叹的美妙经历。

还要感谢我们的家人。感谢我们的妻子在我们离家去咖啡店写作时给予的支持,鼓励我们走自己的创作之路。感谢我们的孩子,因为他们,我们愿意为影响世界而写作。

还要感谢我们的读者。你们应该得到的不仅仅是我们的感谢,还有我们无条件和永恒的爱意。

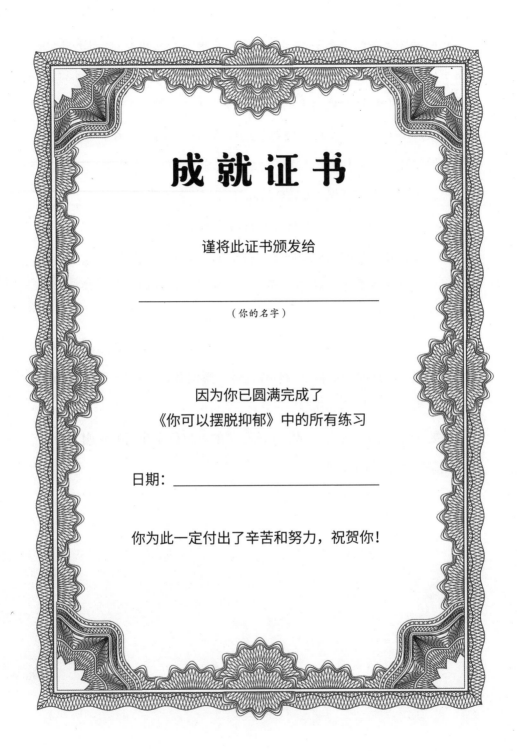

成 就 证 书

谨将此证书颁发给

_____

（你的名字）

因为你已圆满完成了
《你可以摆脱抑郁》中的所有练习

日期: _____

你为此一定付出了辛苦和努力，祝贺你！